Elvie Nern

Demenz

Das große Vergessen

Praxisbezogene Tipps und Hilfen
für Angehörige und Pflegekräfte

federkultur

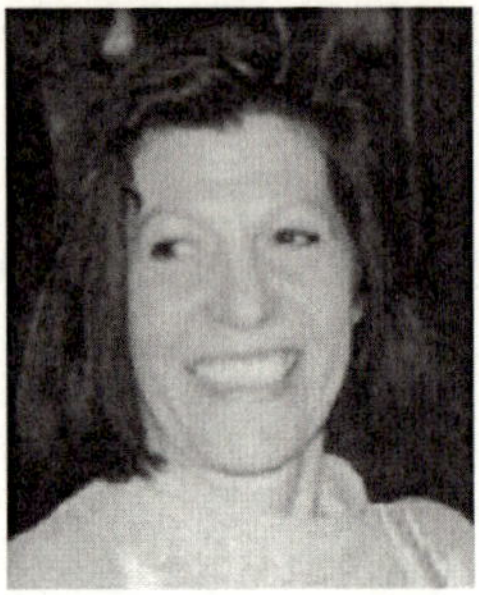

Elvie Nern, geboren in Schwalbach bei Wetzlar, und seit 20 Jahren ausgebildete Gesundheits- und Ernährungsberaterin, ist „Zertifizierte Alltagsbegleiterin für demenzkranke Menschen". Seit über 35 Jahren ist sie innerhalb der Erwachsenenbildung tätig. Darüber hinaus kann sie auf zahlreiche Kurse für Konzentration und Entspannung zurückblicken – u. A. das Coaching von Erwachsenen und Kindern mit Lernstörungen, „Entspannende und wohltuende Fitness", die Ernährungsberatung nach den „Fünf Elementen" und vieles mehr. Bis heute verbindet sie westliches Wissen mit dem östlichen Lebensverständnis, übt seit 20 Jahren aktiv TaiChi aus und weiß um die Wichtigkeit des Einklanges zwischen Körper und Geist sowie die immense Rolle des Unterbewussteins der dement Kranken: „Wer den Dementen erreichen und verstehen will, muss gemeinsam mit ihm in die Vergangenheit reisen, ihn kennen lernen wollen ... und sein Herz berühren."

Mein Dank gilt allen Freunden und Freundinnen, die mich mit guten Tipps und Anregungen versorgt haben. Besonderer Dank gilt vor allem Annette Hartmann, Marianne Kahm und Andreas Seiverth, die durch ihre liebevolle Unterstützung so Vieles zum guten Gelingen und zu der Publikation dieses Buches beitragen haben.

Umschlagabbildung: Chalid Georg Georges.

ISBN: 978-3-937446-54-7

Inhalt

Vorwort

Er wurde alt
Er wurde alt und vergaß was ist.
Er wurde alt und wusste nur noch was früher war.
Er wurde alt und vergaß was früher gewesen.
Er wurde alt und vergaß vorgestern sich selbst.
Er wurde jung jetzt da er auch das Vergessen vergaß.
Kurt Marti

Liebe Leserin, lieber Leser,
ich möchte mit diesem Buch für demente Menschen Liebe und Verständnis wecken. Den Menschen, die zum Teil keine Stimme mehr haben, wieder eine „Stimme" geben. Durch meine langjährige Arbeit als Gesundheits- und Ernährungsberaterin habe ich einen „anderen Blickwinkel und eine andere Denk- und Sichtweise" – eine ganzheitliche Sicht auf Krankheiten. Diese möchte ich hier weitergeben. Für mich steht das Wort „ganzheitlich" – d. h. Körper, Geist und Seele – an oberster Stelle, wenn es um Krankheit geht. Beginnen Sie, mit mir Ihr Denken zu ändern, damit Sie einen anderen Blick auf die Krankheit „Demenz" bekommen.

Dieses Buch enthält keine Theorien, schulmedizinischen Weisheiten, fundierte Thesen oder wissenschaftliche Erkenntnisse zu diesem Thema. Diese werden Sie hier vergeblich suchen. Dazu gibt es von WissenschaftlerInnen Ausführungen und Untersuchungen, die an entsprechenden Stellen, z. B. in Untersuchungen, Forschungsreihen und auch im Internet zu finden sind. In diesem Buch sind weder Statistiken noch „Rezepte" enthalten, wie Demenz entsteht oder wie sie verhindert werden kann. „Richtige Beweise" für den Auslöser dieser Krankheit gibt es nicht, es sind überwiegend Spekulationen. Niemand kann genau sagen, warum einige Menschen dement werden und andere nicht. Fakt ist, die Demenz ist da.

Für mich zählen nur die Kranken, die Angehörigen und die Pflegekräfte. Es sind die Menschen, die mir am Herzen liegen. Ich möchte den dementen Menschen helfen, ein zufriedenes und ausgefülltes Leben zu führen und den wohlverdienten Lebensabend so angenehm wie möglich zu erleben. Den Angehörigen und Pflegekräften möchte ich helfen, gut mit der Krankheit umgehen zu können. Ich habe weder den Anspruch, demente Menschen zu „heilen", noch möchte ich sie wieder in ein „normales" Leben zurückführen. Das wird nicht möglich sein. Mein Buch ist als Anregung zum Umdenken gedacht. Es soll Mut machen, neue Wege in der Pflege von dementen Menschen zu gehen, mit Verständnis für deren Belange und dem Erkennen von deren Bedürfnissen. Die Arbeit auf der Station soll von Ruhe geprägt sein – ohne Stress und laute Worte. Ein ruhiger Platz, der Geborgenheit vermittelt, damit die dementen Menschen sich zu Hause fühlen können – ein Platz zum Ausruhen. Ich möchte helfen, Ängste abzubauen, sowohl bei den dementen Menschen, den Angehörigen, als auch bei dem Pflegepersonal, um so eine Entspannung in der täglichen Pflegearbeit herbeiführen.

Verwirrte nehmen die Welt auf einer anderen Ebene wahr – auf der Gefühls- und Kindebene. Unterschätzen Sie sie nicht. Demente sind keinesfalls „blöd" oder bekommen nichts mehr mit, weil sie sich eigenartig benehmen, weglaufen, ihnen die Sprache fehlt oder sie in einer Sprache sprechen, die keiner versteht, weil sie oft sehr böse und aggressiv reagieren. Es ist keine Böswilligkeit und sie provozieren nicht mit Absicht. Ihre Vergesslichkeit, ihre Interessenlosigkeit, ihre Wahnvorstellungen, Halluzinationen und Angstzustände gehören zum Krankheitsbild und prägen das Leben der Erkrankten. Bei einigen ist die Krankheit so weit fortgeschritten, dass sie lediglich „Ja" und „Nein" sagen können. Aber über Gefühle können auch diese Menschen alle Bedürfnisse sehr wohl ausdrücken, und sie wissen sehr genau, was sie wollen. Für das Pflegepersonal heißt es deshalb immer: Behandeln Sie diese Menschen mit Würde, Respekt und Achtung vor dem Alter!

In den Heimen leben Menschen aus verschiedenen sozialen und kulturellen Schichten auf engstem Raum zusammen - das führt zu Spannungen, Streitereien und auch zu Rivalitäten zwischen den BewohnerInnen. Eine ruhige Privatsphäre und Rückzugsmöglichkeit - ein stilles Plätzchen - ist von großer Wichtigkeit. Ein „geschützter" Raum sollte geschaffen werden, in den Andere nicht eindringen können. Übergriffe durch andere BewohnerInnen, z. B. durch ständiges Sprechen oder Laute, die sie machen, schaffen eine Unruhe, die viele nicht aushalten und die sich negativ auf alle auswirkt. Auf der Station ein ruhiges Klima zu erhalten, ist das A und O. Wenn Demente wissen, dass Pflegekräfte sich nicht aufdrängen oder als Besserwisser dastehen wollen, sondern auf sie und ihre Bedürfnisse hören und reagieren, ist die Pflegearbeit sehr viel leichter und problemloser und bringt viel Freude auf beiden Seiten.

Viele Menschen, die ich heute als Alltagsbegleiterin betreue, kommen aus sogenannten gehobenen Berufen, einige hatten sogar ein eigenes Geschäft. Es sind Menschen, die einmal mitten im Leben standen. Sie hatten Hobbies - viele haben gemalt, wirklich gute Bilder, oder waren anderweitig kreativ tätig. Und dann fiel die Tür zu. Die Angehörigen sind oft ratlos und wissen nicht, damit umzugehen. Für sie ist der Rückzug des Angehörigen oft nicht nachvollziehbar. Sie können sich nicht erklären, wie von Heute auf Morgen alles aufgegeben wird, die Hobbies, die Musik - alles interessiert ab einem bestimmten Moment nicht mehr. Manche Angehörigen schilderten, dass sich der Kranke sogar weigerte, sein Zimmer jemals wieder zu betreten und dass sie sich auch nicht mehr mit den Dingen beschäftigen wollten, die sie vorher geliebt hatten, die ihnen wichtig waren. Ihnen als Angehörige möchte ich Hilfe und Unterstützung sein, Sie befreien von Hoffnungslosigkeit und dem Gefühl, versagt zu haben. Mein Wunsch ist es, Ihnen zu zeigen, dass Sie kein schlechtes Gewissen haben müssen und sich auch nicht für Ihren Angehörigen schämen müssen, wenn er sich merkwürdig benimmt und Geräusche macht. Beziehen Sie seine Aggressionen und seine Ablehnung nicht auf sich, lernen Sie, dies als Tatsache zu akzeptieren. Es wird von Mal zu Mal einfacher, den Abstand herzustellen, der für Sie persönlich wichtig ist, um entspannter mit dem Kranken umzugehen. Ich möchte erreichen, dass Sie gerne Besuche machen – auch wenn es zu Beginn schwer fällt.

Ich wünsche ich mir, dass Sie als Pflegende oder Angehörige – vielleicht angeregt durch dieses Buch – eine neue Sicht auf die dementen Menschen bekommen. Ich sehe mich weder als Konkurrenz für Sie als Pflegekräfte, noch möchte ich Ihnen sagen, wie die Pflege zu handhaben ist. Für Ihre Arbeit wird große Offenheit und Wachheit im Beobachten gefordert. Ich möchte Sie sensibilisieren, damit Sie leise sprechen und keine Unruhe verbreiten – das ist hier fehl am Platz. Vorurteile und Klischees wie z. B. „Alle Menschen über 80 Jahren sind schwerhörig." verhindern eine gute Pflegearbeit. Ihre Aufgabe ist es, diese Menschen ohne Vorbehalte zu betreuen und ihnen ein „schönes und ausgefülltes" Leben zu geben. Sie mit viel Geduld, Einfühlungsvermögen und Sensibilität zu behandeln. Es ist das Annehmen aller Gefühlsschwankungen und Sprachdefizite, damit ihre Identität und Autonomie gewahrt bleibt. Ich möchte Ihnen Mut zu einem Umdenken in der Pflege machen, denn die Pflege dieser Menschen ist nicht gleichzusetzen mit der „normalen" Altenpflege – die Pflege der Dementen ist sehr zeitintensiv. Es gibt keinen Tag, der dem anderen gleicht. Fertige Rezepte für den Umgang oder wie der Tagesablauf zu gestalten ist, gibt es nicht. Für eine gute Arbeit ist es wichtig, dass Sie sich mit sich selbst und der eigenen Biografie auseinanderzusetzen. Der Abstand des eigenen Lebens zu dem des Dementen muss gewahrt bleiben.

Mit dem Einblick in das ganzheitliche psychobiografische Pflegemodell schließt das Buch. Prof. Böhm, einer der Pioniere auf dem Gebiet der Pflege demenzkranker Menschen, hat in seiner langjährigen Praxis viele Neuerungen in die Pflege eingeführt, die ausschließlich das Wohl der dementen Menschen im Blick haben. Er ist seit über 40 Jahren in verschiedenen Fachgebieten der Psychiatrie, vor allem Psychogeriatrie, tätig. Im Laufe der Jahre erhielt er mehrere Auszeichnungen für seine Verdienste in der Krankenpflege und wurde wegen seiner Leistungen zum Professor ernannt. Doch beließ er es nicht - wie viele andere - bei der theoretischen Darstellung, sondern ging sofort und direkt mit jeder neuen Erkenntnis in die Praxis. Nach seiner Meinung und der Erfahrung aus der Praxis von vielen Jahren sind die Biografiearbeit, die Erhaltung von Selbstständigkeit, Eigenverantwortung und das „Daheim-Gefühl" für ein zufriedenenes Leben und eine ausgewogene Pflege Notwendigkeit - und ein Zeugnis dafür, dass ohne die Einhaltung der „Sieben Erreichbarkeitsstufen" eine adäquate Pflegearbeit unmöglich ist.

Durch diese neuen Erkenntnisse und den neuen Blick werden Sie die Kranken mit anderen Augen sehen und Dinge wahrnehmen, die vorher unbeachtet geblieben sind. Sie werden in den Gesichtern lesen und Körperhaltungen deuten können. Ihnen werden Worte, Sätze oder Gesten auffallen, die Sie nun problemlos den „Erreichbarkeitsstufen" zuordnen können und die es Ihnen leicht machen, adäquat und spontan auf den Menschen einzugehen. So bekommt die Pflegearbeit in den Heimen ein „neues" Gesicht - mit Offenheit und Flexibilität. Und ich möchte daran erinnern, wie wichtig Biografiearbeit und Kindheitserfahrungen bei der Arbeit mit Dementen sind, wie sich das Wissen und die Kenntnis auf die Pflege auswirkt und die Pflegearbeit erleichtert. Sie werden sehen, dass sich Ihr „Blickwinkel" ganz von selbst verändert und der tägliche Umgang mit den Kranken jeden Tag leichter wird.

Einleitung – Wenn das große Vergessen beginnt

„Wenn ihr nicht werdet
wie die Kinder, werdet ihr
nicht ins Himmelreich kommen."

Dieses Bibelzitat habe ich vorangestellt, da es das Lebensziel sehr gut beschreibt: Das Himmelreich in uns selbst zu verwirklichen. Ich bin der Überzeugung, dass es den Menschen, die an Demenz erkrankten, verloren gegangen ist – sie werden nicht wie Kinder, sondern vielmehr kindisch. Es gibt kein „kindliches Staunen", keine Freude mehr am Leben. Angst, Misstrauen und Unmut herrschen vor.

Für Angehörige ist es schwer, damit leben zu müssen, dass sich ein vertrauter Mensch immer mehr in einen Fremden verwandelt. Es ist ein täglicher Abschied von einem lieben Menschen, und dieser Abschied hört bis zum Tod nicht auf. Ein Abschied von einem Menschen, der einmal mitten im Leben stand und sein Leben meisterte. Der nun sein Leben und die Verantwortung dafür an die Angehörigen und das Pflegepersonal übergeben hat und sich immer mehr aus der Realität zurückzieht, in eine Welt, zu der Sie keinen Zugang haben. Es ist der Rückzug in das Vergessen. Aus einem Leben mit Sorgen und Problemen oder mit immer wieder auftauchenden, nicht verarbeiteten Kriegserlebnissen. Der Geist ist erschöpft und es ist so, als würde dieser Mensch sich körperlich und seelisch hängen lassen. Andere sollen nun über sein Leben bestimmen.

Die heute 80-Jährigen oder die noch Älteren stammen aus einer Generation, in der über Gefühle nicht geredet wurde – geschweige denn, dass sie be- oder verarbeitet wurden. Alle haben den Krieg erlebt. Das Erlebte wie Entbehrung, Angst, Hunger, Vertreibung, Flucht, Not, Entwurzelung, auch Vernachlässigung und Überforderung – bei Frauen oft auch Vergewaltigung – wurde unter den Teppich gekehrt. Es wurde nie darüber geredet, da diese Ereignisse als lebensbedrohlich empfunden wurden. Sie als Ehepartner denken jetzt sicher: Den Krieg habe ich auch erlebt und schalte trotzdem nicht ab. Aber mein Partner tut es und ich bin allein mit allen Problemen. Und Sie haben eine große Verantwortung und Last zu tragen – ob Sie das wollen oder nicht. Sie sind mit dieser Last überfordert, sind ratlos und ohne jede Hoffnung auf eine Besserung der Lebenssituation.

Das Leben der Generation der heute Dementen bestand seit frühester Jugend aus harter, körperlicher Arbeit. Urlaub, Entspannung, Erholung und Freizeit gab es nicht. Diese Menschen haben das ganze Leben lang funktioniert und steigen im Alter aus dem Leben aus – die Kraft ist verbraucht. Das Ziel des Lebens – und damit das der Seele – wurde nicht beachtet. Die Seele blieb in der Vergangenheit auf der Strecke – bis heute. Die Verantwortung für das eigene Leben wurde aufgegeben. Und doch kommen viele Dinge immer wieder in das Bewusstsein. Die Bearbeitung der Probleme wurde nicht gelernt und es blieb ihnen nichts anderes übrig, als das Gehirn abzuschalten und so die Gedanken zum Schweigen zu bringen. Statt – wie es in der Bibel heißt – wieder zu Kindern zu werden, voller Vertrauen, kindlicher Zuversicht und Neugier auf das, was das Leben noch bringt, werden diese Menschen kindisch, sind nicht mehr ansprechbar und unerreichbar für die Außenwelt. Deprimierend ist – im Gegensatz zum Kind – dass es keine Besserung gibt, sondern scheinbar nur noch Ausweglosigkeit.

Wenn die Stimme fehlt, sind die alten Menschen im übertragenen Sinne entmündigt. Es ist ihnen unmöglich, mit der Außenwelt in Kontakt zu treten und sie lassen sich von Außenstehenden sagen, was gut für sie ist. Sie überlassen der Umwelt die Sorge für ihr Leben und Wohlbefinden. Sie haben weder ein Ziel, noch die Hoffnung, den Weg des Lebens wieder zu finden.

Sie finden weder Entspannung noch Erleichterung. Die äußere Unruhe, das ständige Reden müssen, zeigen die innere Anspannung und die Ängste aus der Vergangenheit. Manchen gelingt es – eben durch Krankheit –, diese Ereignisse auf Dauer aus der Erinnerung zu streichen, um so der Bedrohung zu entgehen.

Ihr ganzes bisherige Leben war geplant, verplant. Es wurde eventuell ein Geschäft aufgebaut und geführt, ein Haus gebaut, die Kinder wurden versorgt und erzogen. Die Überforderung mit diesen Aufgaben war so groß, dass nur noch der Rückzug übrig blieb. Die Geister der Vergangenheit beeindruckt das alles nicht, sie lassen nicht los, sie möchten be- und verarbeitet werden. Sie sind unbequem und lassen sich nicht vertreiben. Eine Loslösung von den alten Erinnerungen kommt nicht zustande und der Mensch zieht sich zurück – das Gehirn schaltet ab – er verliert im wahrsten Sinne des Wortes den Verstand. Die Lebensträume, die sich nicht verwirklicht haben, drängen ins Bewusstsein und oft rückt der Gedanke an den eigenen Tod näher. Vielleicht wird auch Bilanz gezogen und es stellen sich die Fragen: „War das nun schon alles? Was ist aus meinen Wünschen und Träumen geworden? Sind sie gelebt und verwirklicht worden? Habe ich mich der Vorstellung anderer angepasst und meine Träume immer wieder auf später verschoben?" Es waren immer die gleichen Gedanken: „Wenn das Geschäft aufgebaut ist ...", „Wenn das Haus gebaut ist ...", „Wenn die Kinder groß sind, dann ...", „Was hat mir das Leben gebracht – außer Arbeit?". Viele Berufswünsche blieben auf der Strecke. Einige Kranke erzählten, dass sie einen anderen Beruf gewählt hätten, sich aber anpassen mussten, weil das elterliche Geschäft weitergeführt werden sollte, weil es galt, die Familie zu ernähren, oder weil der Krieg dazwischen kam.

In meiner Familie – wie wohl auch in vielen anderen Familien – wurde nie darüber gesprochen, auch nicht darüber, was jeder einzelne Mensch während des Krieges erlebt hatte. Weder von dem Leben zu Hause noch von der Front wurde erzählt, von Hunger und Ängsten schon gar nicht. Ich weiß, dass mein Großvater sein ganzes Leben lang unter den Kriegserlebnissen litt und panische Angst davor hatte, irgendwann einmal oben an der Himmelstür zu stehen und nicht in den Himmel zu dürfen, weil er im Krieg Menschen getötet hatte. Er war ein gläubiger Mensch. Die 10 Gebote wurden von ihm geachtet und befolgt – bis der Krieg kam und er nur die Wahl hatte, selbst getötet zu werden oder „Feinde" zu erschießen.

Mit zunehmendem Alter rücken diese „unerledigten" Erlebnisse wieder stärker ins Gedächtnis und ins Bewusstsein. Es sollte nun die Aufarbeitung beginnen, d. h. der Mensch sollte sich der Innen- oder Seelenwelt zuwenden und damit dem Heimweg der Seele. Diese Aufarbeitung und die Integration aller verdrängten Ereignisse würde mit großer Wahrscheinlichkeit die Krankheit verhindern. Doch die Seelenarbeit wird verweigert. Entspannung, ein gesunder Schlaf und ein ruhiges Leben sind so unmöglich. Wie können wir ermessen, was die Seele durchmacht, während der Körper, in der fortgeschrittenen Demenz ans Bett gefesselt, nicht sterben kann und darf, weder hüben noch drüben ist und den Weg nach Hause nicht findet oder nicht gehen darf? Die Gedanken an das Erlebte von Damals suchen die kranken Menschen – fast täglich, überwiegend in den Nachmittags-, Abend- oder Nachtstunden – immer wieder heim, da ihre erlernten Verdrängungsmechanismen z. B. die Flucht in die Arbeit, nicht mehr funktionieren. Diese Mechanismen wurden der im Grunde nötigen Aufarbeitung vorgezogen – um nicht von den Gefühlen aus der Vergangenheit überwältigt zu werden, um dem Leidens- und Belastungsdruck standhalten zu können. Panikattacken, Wahnvorstellungen, Verwirrtheit, aber auch Depressionen, Orientierungslosigkeit und eine ganze Reihe weiterer Auswirkungen sind zu beobachten.

Die im Stress aktivierte Energie ist schockgefroren. Diese Energie kann nicht mehr ausagiert werden und benutzt als Ventil z. B. das Laufen-müssen als Linderung und Ausgleich. Sie bleibt trotzdem im Organismus latent wirksam und belastet auf allen Ebenen. Ein Teil der Persönlichkeit möchte das Entsetzliche unzerstört überleben und nutzt die Möglichkeit zur Flucht in die innere Emigration – in die Demenz. Das Laufen-müssen kann auch Ausdruck dafür sein, dass der Partner vermisst oder das Zuhause gesucht wird – doch das bleibt eine Spekulation. Für den dementen Menschen gibt es keine Möglichkeit, sich auszudrücken, die Sprache gibt es nicht mehr und nur das Laufen und Laute machen bleibt als einzige Ausdrucksmöglichkeit. Die Trippelschritte vieler Dementen demonstrieren den inneren Drang, zu gehen und zeigen damit die Rastlosigkeit auf – aber auch, dass den Schritten die richtige Richtung fehlt. Die Menschen können nicht sicheren Schrittes in die Zukunft gehen. Sie drehen sich im Kreis und das Nächstliegende – die Seelenarbeit – ist aus dem Blick geraten – sinnvolle Handlungen sind durch die Orientierungs- und teilweise Hilflosigkeit unmöglich geworden. Im übertragenen Sinn ist der Mensch von seinem inneren Weg abgekommen.

Der Sinn für das eigene Leben ist verloren gegangen und ziellose Aggressionen sind die Folge, die jeder, der sich in der Nähe befindet, abbekommt – die aber weder mit den Angehörigen noch mit dem Pflegepersonal zu tun haben. Wut und Ablehnung sind ein Zeichen für Verunsicherung. Angehörige und Pflegepersonal fühlen sich trotzdem oft bedroht und verunsichert – so wie sich der Betroffene selbst von der Umwelt bedroht fühlt.

Meine Mutter war zum Glück – bis auf das letzte Lebensjahr – kerngesund und fit. Aber auch dieses letzte Jahr war für uns als Angehörige sehr schlimm. Sie war nicht dement und es ging ihr nach der ersten Krebsoperation lange Zeit sehr gut. Ein halbes Jahr voller Hoffnung und Zuversicht. Doch der Krebs war nicht weg. Meine Mutter resignierte und hat in ihren letzten Monaten so gut wie nichts mehr gegessen. Sie wurde immer weniger, aber der Kopf war klar. Viel geredet hat sie nicht mit uns – das war eine andere Art von Abschalten.

Wir hatten zu ihr keinen Zugang mehr. Mit dem Pflegepersonal hat sie sich wohl unterhalten und von ihren vielen schönen Urlauben erzählt. Sie war körperlich da – geistig aber nicht. Sie konnte weder leben noch sterben. Wir, die Familienmitglieder, haben uns oft die Situation, wie sie in alten Heimatfilmen zu sehen ist, vorgestellt: Der Kranke liegt im Bett, die Familie steht um das Bett herum und es werden alle Dinge geklärt, die noch offen und unausgesprochen sind – dann kommen die erlösenden Worte für beide Seiten: „Ich verzeihe dir". Der Kranke schließt die Augen und schläft friedlich ein für immer. Es ist für ihn und auch für die Angehörigen eine Erlösung. Das ist der Film. Die Realität sieht anders aus: Es werden keine Leichen aus dem Keller geholt, nichts, was die Familie belastet, wird besprochen. Alle klärenden Gespräche, alles, was noch gesagt werden müsste, was das Herz schwer macht, unterbleibt oft. Daher verstehe ich die Situation von Angehörigen bei Demenz gut: Sie sitzen am Bett und haben keinen Zugang zu dem kranken Menschen.

Ziel meiner Arbeit ist es, dass Innen- und Außenwelt wieder zusammenpassen. Die dementen Menschen möchten angenommen werden mit all ihren Eigenarten und „Macken". Damit das „Daheim-Gefühl" entsteht und sie sich zu Hause fühlen können. Das Heim soll ihnen wieder die Heimat bringen, die Geborgenheit vermittelt. Durch dieses Sicherheitsgefühl kann eine neue Lebendigkeit entstehen. Durch das Wohlfühlen und durch die neue Geborgenheit kommen alte, lange vergessene, aber gute Erinnerungen und Erfahrungen wieder ins Gedächtnis. Sie werden neu empfunden und ein neuer – normaler – Alltag kann entstehen. Die Tage sind erfüllt von Anregungen, Freude, Lachen und Lust zum Mitmachen. Es entsteht ein neues „Wichtigsein" mit Herz und Humor, eine Mischung aus Weisheit und Kindlichsein. Denn Weisheit ohne Kindsein ist undenkbar.

Ich möchte die dementen Menschen wieder aktivieren – mit viel Respekt und Achtung, mit begleitender Unterstützung und Ermutigung von meiner

Seite, damit sie sich all das, was sie noch selbst tun können, wieder zutrauen – auch wenn es manchmal daneben geht. Das Fördern der Eigeninitiative soll angeregt werden, unter Beachtung, dass es zu keiner Überforderung kommt oder der Kranke das Gefühl hat, Fehler zu machen, weil er es nicht so gut kann wie andere. Machen andere ihn darauf aufmerksam, dass das, was er getan hat, nicht richtig ist, wird er enttäuscht gar nichts mehr tun wollen. Er wird sich verweigern – denn niemand macht gerne Fehler, weder der Gesunde noch der Kranke. Hat er aber das Gefühl, alles richtig zu machen – denn mit den vorhandenen Defiziten tut er sein Bestes – wird er gerne weiter mitarbeiten.

Ich möchte anregen, aus den Erfahrungen im Umgang mit Dementen für das eigene Leben zu lernen. Wir – die nachfolgenden Generationen – sollten frühzeitig die „Leichen" aus unseren Kellern holen, Aufgestautes verarbeiten, nichts mehr unter den Teppich kehren, damit wir nicht eines Tages in der Sprachlosigkeit versinken, weil wir nichts mehr zu sagen haben oder uns wiederkehrende Gedanken peinigen und wir uns fühlen wie der Hamster im Tretrad. Rechtzeitiges Aufräumen ist angesagt, bevor es zu einem Weglaufen vor den eigenen Gedanken kommt und wir später als dementer Mensch im Heim ständig am Laufen sind und der Faden zur Welt abgerissen ist. Damit wir uns nicht in einer äußeren, sinnlosen Geschäftigkeit im Kreis drehen.

Leider sind in unserer Gesellschaft durch die Überbewertung der Jugend Alte ausgegrenzt, sie fühlen sich wertlos. Ich habe einen schönen Satz zu diesem Thema gehört, der es ziemlich treffend sagt: „In unserer Gesellschaft dürfen nur noch Käse und Wein altern und an Wert gewinnen – nicht aber der Mensch." Zum Glück gibt es schon einige „neue" Alte, die ausgestiegen sind, die den Mut haben, ihr eigenes Leben in die Hand zu nehmen, frei von allen Normen. Es sind die „närrischen" Alten, die es sich leisten, „ihre" Wahrheit zu sagen – oft mit einem Augenzwinkern oder auf eine sehr witzige Art. Diese Menschen bestärken sich gegenseitig in ihrer „Schrulligkeit" – in ihrem

„Anderssein", sie unterscheiden sich von vielen älteren Menschen, die keine Wünsche und Träume mehr haben und resigniert darauf warten, dass wieder ein Tag zu Ende ist. Für sie gilt: lieber schrullig, als teilnahmslos und dement in einem Heim auf den Tod warten. Es gibt noch Vieles, was sie interessiert, wozu sie in früheren Jahren – durch Kinder, Partner und Beruf – keine Zeit hatten. Es gibt – außer gesundheitlichen Einschränkungen – nichts, was sie daran hindern könnte, alles auszuprobieren und auszuleben. Ich kenne eine Dame, die mit 69 Jahren ihren ersten Tandemsprung wagte – die Freude darüber, dass sie dazu den Mut gefunden hatte, war für ihr Selbstwertgefühl sehr gut – und der nächste Sprung war sofort in Planung.

Ein großes Problem für demente Menschen ist die schnelle Veränderung der Welt. Alle Werte, die für sie früher einmal galten, wie Respekt und Achtung gegenüber Älteren, sind weg. Sie finden sich nicht zurecht und haben keinen Platz mehr in der Gesellschaft. Für sie gibt es keine Anerkennung und es setzt sich bei ihnen immer mehr das Gefühl der Wertlosigkeit fest. Das Bedürfnis nach Aufmerksamkeit wird nicht mehr befriedigt und macht traurig. So bleibt nur noch, sich aus dem Hier und Jetzt zu verabschieden – in das große Vergessen.

In früheren Zeiten gab der ältere Mensch sein Wissen und seine Weisheit an die Jüngeren weiter, und die Jungen passten sich den Älteren an. Alte wurden mit Respekt behandelt und die Jungen lernten von ihnen. Heute fehlt diese Anerkennung oft und häufig ist es so, dass die Jungen den Alten erzählen wollen, wie das Leben funktioniert, es kommt zur Altersdiskriminierung. Ältere Menschen finden keinen Platz mehr in unserer schnelllebigen Gesellschaft. Sie können sich nicht einer Welt anpassen, die nicht die ihre ist. Sie werden in die „neuen" Normen gepresst und wollen im Grunde nicht in einer Welt leben, die von den Jüngeren als die „richtige" angesehen wird. Wichtig wäre für sie, ihre Selbstbestimmung wieder zu erlernen, die eigenen Bedürfnisse durchzusetzen und ein „eigenes" Leben zu führen – nach ihren Vorstellungen, als Befreiung von gesellschaftlichen Zwängen.

Großeltern und Enkel verstehen sich sehr gut. Es sind die beiden Seiten vom „Kindsein", und sie kommen aufeinander zu – auf derselben Ebene. Ältere werden von Kindern als Ihresgleichen angenommen und sie können zusammen spielen. Diese Welt ist für beide ebenso wichtig wie die Arbeitswelt für die Eltern. Großeltern werden von den Enkeln oft mehr geliebt als die eigenen Eltern, wegen dieser Ähnlichkeit und Unbesorgtheit. Wie bei einem Kind kommen bei den dementen Menschen Emotionen an die Oberfläche, die nun ausgelebt werden. Kinder haben keine Probleme mit Demenzkranken, sie stellen die Identität nicht in Frage und gehen sehr spontan mit ihnen um. Sie zeigen dem Dementen, dass sie ihn trotz seiner Krankheit lieben, er wird umarmt und bekommt Küsse.

„Habt ihr denn immer noch nicht begriffen? Wer nicht wie ein kleines Kind voller Vertrauen zu Gott kommt, dem bleibt das Reich Gottes verschlossen." Oder: „Wenn ihr nicht werdet wie die Kinder, könnt ihr das Reich Gottes nicht sehen." Kindlich zu werden bedeutet, Schutzmauern einzureißen, die das ganze Leben über aufgebaut wurden, um vor Verletzungen durch andere Menschen zu schützen. Gelingt es, diese Schutzmauern einzureißen und alle Gefühle zu bearbeiten, kommt es zu einer großen Erleichterung und auch zu der Gewissheit, dass die Bearbeitung der Gefühle gar nicht so bedrohlich ist wie anfangs vermutet. Der nächste Schritt zu weiterer Aufarbeitung kann getan werden – und dieser Schritt fällt durch die gemachte positive Erfahrung viel leichter.

Das Leben neu lernen – »Erste Hilfe« für Angehörige & kleine Tipps zur Entspannung

Was es ist
Es ist Unsinn sagt die Vernunft
Es ist was es ist sagt die Liebe

Es ist Unglück sagt die Berechnung
Es ist nichts als Schmerz sagt die Angst
Es ist aussichtslos sagt die Einsicht
Es ist was es ist sagt die Liebe

Es ist lächerlich sagt der Stolz
Es ist leichtsinnig sagt die Vorsicht
Es ist unmöglich sagt die Erfahrung
Es ist was es ist sagt die Liebe
Erich Fried

Ich habe das Gedicht von Erich Fried an den Anfang gestellt, um zu zeigen, was mir am Herzen liegt: Eine „neue“ Sichtweise auf Ihre Sorgen und Nöte mit der Krankheit eines nahestehenden Menschen und eine neue Sicht auf Ihr eigenes Leben und Ihre eigenen Bedürfnisse, jenseits von Pflege und Betreuung dieses Menschen. Mit der fortschreitenden Veränderung einer einmal vertrauten Person fertig zu werden, ist sehr schwer. Alles Grübeln, Hinterfragen und die Analyse des Warum und Weshalb – und auch die Eigenanalyse, was Sie falsch gemacht haben könnten – bringt Sie nicht weiter. Das Einzige, was hilft, ist das Annehmen der Krankheit. Das hat mich zu dem Hinweis auf das Gedicht veranlasst. Auf den folgenden Seiten möchte ich Sie ermutigen, Ihr eigenes Leben – trotz der Krankheit – zu leben. Ich möchte Sie unterstützen, damit Sie wieder den Mut entwickeln, sich schöne Dinge zu leisten und diese auch zu genießen. Ich möchte, dass Sie wieder Freude und Entspannung fühlen

– ohne schlechtes Gewissen oder das Gefühl, dass der demente Mensch dabei zu kurz kommt. Das Gegenteil wird der Fall sein. Je mehr Sie sich „Gutes" tun, ausgeglichen und gut gelaunt sind, desto besser und einfacher wird auch der Umgang mit dem Kranken werden. Denn dieser spürt Ihre Ruhe. Sie werden durch die Ausgeglichenheit feststellen, dass sich der Umgang mit dem kranken Menschen verändert und verbessert. Sie werden mehr Geduld haben und die Besuche gestalten sich leichter, mit weniger Aggressionen und Streitigkeiten auf beiden Seiten. Gestalten Sie Ihre Welt neu – mit einem neuen Freiraum für schöne Dinge. Zum Überleben gehört eine gehörige Portion Egoismus – damit Sie nicht nur funktionieren.

Beginnen möchte ich mit einem Satz, den meine Lehrerin an den Anfang des Unterricht zur Gesundheitsberaterin gestellt hat, als Ermutigung für uns SchülerInnen, „egoistischer" zu werden: „Sei dir selbst eine gute Mutter, denn nur du allein kennst deine Bedürfnisse und kannst sie am besten erfüllen." Es klingt einfach – ist es aber nicht. Ein Beispiel: Ihr Magen sagt Ihnen, dass er gerne Spaghetti mit Tomatensoße hätte. Sie haben aber überhaupt keine Lust, zu kochen und es gibt nur ein trockenes Brot mit Käse oder Wurst. Würde der Wunsch nach Spaghetti von einer Freundin oder einem Freund geäußert, wären Sie bestimmt bereit, in die Küche zu gehen und zu kochen. Dieses Verhalten hängt damit zusammen, dass uns beigebracht wurde, keinesfalls „egoistisch" zu sein, sondern dass wir „selbstlos" auf all unsere Bedürfnisse zu verzichten haben, d. h. seit Generationen wurde dieses Muster weitergegeben und somit verhindert, dass ein Mensch sich selbst liebt, achtet und respektiert.

In der Betreuung eines dementen Menschen sind Sie oft sehr angespannt. Als Unterbrechung beim Lesen habe ich kleine, leicht erlernbare Übungen an verschiedenen Stellen in den Text eingefügt. Sie können schon jetzt – heute – beginnen, Ihren Tagesablauf neu zu gestalten. Die Übungen sind kursiv gesetzt und heben sich so von dem übrigen Text ab. Einige Übungen sind ausführlich erklärt, andere nur kurz beschrieben, da es für jene gute und ausführliche Ausführungen im Internet gibt, die auch mit Fotos oder Zeichnungen versehen sind.

> *Bei allen Übungen ist es wichtig, dass Sie die Zunge immer an den Gaumen legen und dort liegenlassen. Atmen Sie tief ein und aus. Zur Lockerung und bevor Sie mit den Übungen beginnen, stellen Sie sich schulterbreit mit leicht gebeugten Knien hin, lassen Sie die Arme locker hängen. Schwingen Sie nun mit leichten Bewegungen die Arme nach rechts und links. Um keinen erneuten Stress aufzubauen, bestimmen Sie die Dauer, in der Sie die Übungen machen, zwingen Sie sich nicht, die angegebene Zeit für die Übung einhalten zu wollen. Am Anfang sind es vielleicht nur einige Minuten und ist das ganz in Ordnung so. Die Hauptsache ist, Sie fühlen sich wohl und empfinden das Üben als angenehm.*

Verwerfen Sie den Gedanken, dass Sie die Übungen machen, wenn Sie das Buch zu Ende gelesen haben, oder morgen, oder übermorgen. Ich weiß aus eigener Erfahrung, dass es oft nie passieren wird. Daher nutzen Sie diesen Moment für die erste Übung. Tun Sie jetzt den ersten Schritt zur Verbesserung Ihres Wohlbefindens. Mit den Übungen und der damit verbunden „bewussten" Anspannung und Entspannung, mit einem tiefen Ein- und Ausatmen, können Sie sofort den Erfolg des „Loslassens" spüren. Im Laufe der Zeit – mit regelmäßigem Üben – schaffen Sie es, die Momente voller Stress zu mildern und durch die bewusste Atmung einen „lockeren" Umgang mit diesem Stress zu bekommen.

Als Einstieg in die Entspannungstechniken, als Kurzentspannung und als Anti-Stress-Technik schlage ich Autogenes Training, Yoga oder das „Progressive Muskeltraining nach Jacobson" vor. Wenn keine psychotischen Erkrankungen, endogene Depressionen oder Epilepsie vorliegen, kann die Jacobson-Methode empfohlen werden, sie ist leicht erlernbar.

Jacobson stellte fest, dass Gemütszustände wie z. B. Angstgefühle oft durch Muskelverspannungen verursacht werden. Angst lähmt den gesamten Organismus. Damit der Kreislauf von Angst und Anspannung durchbrochen wird, sind diese Übungen sehr hilfreich. Durch das bewusste An- und Entspannen verschiedener Muskelgruppen, werden diese gelockert und das Spannungsgefühl löst sich und verschwindet.
Festgelegt wurde von ihm eine bestimmte Abfolge: Rechte Hand und Unterarm, linke Hand und Unterarm, rechter Bizeps, linker Bizeps, Stirn, Gesicht, Nacken, Brust, Oberschenkel, Unterschenkel.

Wichtig: Bitte beachten Sie, dass Rechtshänder mit der rechten Hand beginnen und Linkshänder mit der linken! Die Konzentration richtet sich auf den Wechsel zwischen An- und Entspannung und auf die Empfindungen, die diese unterschiedlichen Zustände bewirken. Führen Sie die Übungen langsam und in Ruhe aus – lieber wenige Übungen, als alle zu schnell – und spüren Sie nach jeder Übung die Wirkung nach.

Sie können die Übungen im Sitzen oder Liegen durchführen – Hauptsache, Sie sich fühlen wohl. Wollen Sie das ganze Programm der „Progressiven Muskelentspannung“ kennenlernen, gibt es an Volkshochschulen, bei den gesetzlichen Krankenkassen oder bei privaten Anbietern Kurse. Im Internet sind die Übungen ausführlich mit Abbildungen beschrieben. Auch mit Büchern, Kassetten oder CDs können Sie für sich zu Hause die Abfolge und Ausführung der Übungen lernen.

Beginnen Sie am Anfang langsam und machen Sie jede Übung nur 3 x nacheinander. Wenn die Übungen Ihnen gefallen und Sie die Zeit für ein längeres Üben haben, steigern Sie die Dauer langsam. Ich möchte nicht, dass Sie Muskelkater bekommen oder dass durch das Üben ein „neuer Druck“ entsteht.

Übung: Sie ist sehr einfache und leicht umzusetzen, dient der Entspannung und dem besseren Schlaf. Sie können sie aber auch nutzen, um zwischendurch schnell den Stress wieder loszuwerden, der sich aufgestaut hat. Für die Übung brauchen Sie nicht viel Zeit oder viel Platz. Setzen Sie sich an einen Tisch und schauen Sie in eine brennende Kerze. Atmen Sie dabei ruhig und ganz tief durch. Das ist schon ein Anfang. Durch das tägliche Üben wird es von Tag zu Tag besser gehen und Sie können die Dauer steigern. Setzen Sie sich feste Zeiten – vor oder nach dem Frühstück und dem Abendessen. Wiederholen Sie diese Übung täglich morgens und abends für zehn Minuten. Es wird zum Ritual – so wie Sie das tägliche Essen auch nicht vergessen.

Es liegt an Ihnen – gerade in der schwierigen Situation mit einem kranken Menschen –, für sich selbst diese Liebe zu entwickeln und umzusetzen. Beginnen Sie mit kleinen Schritten – z. B. mit dem Topf Spaghetti – und lassen Sie sich nicht entmutigen, wenn es nicht sofort klappt. Denken Sie darüber nach, warum Sie ein „liebenswerter" Mensch sind, mit all Ihren positiven Eigenschaften und üben Sie Nachsicht mit sich, wenn wieder einmal etwas nicht auf Anhieb klappt. Sie haben Ihr ganzes Leben damit verbracht, an andere zu denken und es ist nicht so einfach, nun selbst der Mittelpunkt des Denkes zu sein. In Ihrem Kopf oder auch durch andere Menschen wird es durch Ihre Veränderung immer wieder heißen: „Du bist egoistisch". Weil niemand und Sie selbst auch nicht an Ihr „neues" Verhalten gewöhnt ist. Schreiben Sie in den nächsten Tagen alles auf, was an Ihnen liebenswert und positiv ist. Ebenso alle Wünsche, die Sie sich gerne erfüllt hätten. Und dann fangen Sie an, diese Wunschliste abzuarbeiten und in die Realität umzusetzen. So schaffen sie sich ein stabiles Selbstwertgefühl.

Egal, was Sie auch tun, ob es Ihnen gut oder schlecht geht, die Tatsache bleibt bestehen, dass die Krankheit da ist. Dann – so meine Schlussfolgerung

– müssen Sie nicht ständig an den Kranken denken, es genügt Ihre geistige und körperliche Anwesenheit in der Zeit, die Sie mit dem kranken Menschen verbringen. Wenn alles organisiert und entschieden ist, können Sie es sich in der übrigen Zeit gut gehen lassen, ohne dass Ihre Gedanken sich ständig um diesen Menschen drehen, d. h. ich möchte Ihnen helfen, mit Ihren Gedanken in der Gegenwart zu sein – im Hier und Jetzt. Es heißt so schön, „das Leben geht weiter“ und es hilft weder Ihnen noch dem Kranken, wenn Sie ständig grübeln.

Wenn Sie das Gedicht lesen, gelingt Ihnen vielleicht eine neue Gelassenheit, ein „Loslassen“ aller Probleme und das Ziel wird sein, dass Sie Ihr Leben nicht mehr dem des Kranken unterordnen, sondern sich auf Ihr eigenes Leben besinnen. Planen Sie schöne und besinnliche Stunden für sich ein und bauen Sie sich einen neuen Tagesablauf – eine Auszeit für Körper, Geist und Seele – ohne Sorgen. Mit etwas Geduld wird es für Sie ganz normal werden, dass Sie sich diese Auszeit täglich nehmen und diese Zeit auch wirklich – ohne negative Gefühle – genießen können. Wäre Ihr Angehöriger körperlich krank, so wäre vielleicht die Behandlung leichter, er würde mit dem Finger auf die Stelle zeigen, wo es wehtut und mit etwas Glück hätte der Arzt das richtige Heilmittel dazu. Aber Demenz – an welcher Stelle sitzt sie? Und wenn sie in der Seele sitzt, wo ist der Platz der Seele?

Mein Wunsch wäre, dass Sie, durch dieses Buch angeregt, Ihr eigenes Leben leichter und besser leben können, dass Sie sich darauf besinnen, dass es niemandem nützt – am allerwenigsten Ihnen selbst – wenn Sie leiden oder gar durch die Dauerbelastung und Aufopferung selbst krank werden. Ihr Leben hat sich sehr verändert, doch es gibt keinen Grund dafür, dass der Kranke immer mehr Raum in Ihrem Leben einnimmt, dass sich Ihr ganzes Denken nur noch um ihn dreht und Ihre eigenen Interessen und Bedürfnisse immer mehr zu kurz kommen.

Nun folgt wieder eine kleine Pause für eine Übung. Ich nenne sie „Happy-Day-Übung". Sie macht mir persönlich besonders viel Spaß und gibt mir immer gute Laune:
Stellen Sie die Beine schulterbreit auseinander, gehen Sie leicht in die Hocke, der Rücken bleibt gerade. Kreuzen Sie die Arme vor dem Unterbauch. Nun atmen Sie tief ein, gehen auf die Zehenspitzen und strecken die Arme in einem großen Bogen hoch über den Kopf in den Himmel. Beim Ausatmen die Arme in einem großen Bogen senken und wieder leicht in die Hocke gehen. Wiederholen Sie diese Übung zehn Mal. Zum Abschluss legen Sie die Hände auf den Unterbauch und atmen tief ein und wieder aus. Bei Frauen ist die rechte Hand unter der linken, bei Männern umgekehrt.

Diese Seiten möchte ich Ihnen als Hilfe und Trost anbieten, um die schwere Zeit und die psychische Belastung zu überstehen, die Sie bewältigen müssen. Nur Sie allein können wirklich die Tragweite der Demenz beschreiben, die Sie hautnah erleben. Die Last, die Sie tragen, ist kaum vorstellbar. Sie leiden vielleicht auch schon unter Angstzuständen und Panikattacken. Schlaflosigkeit ist wegen der ständigen Sorge ganz normal. Ich möchte Ihnen helfen, diese „Probleme" ins Positive zu wandeln, schöne Dinge in Ihr Leben zu holen und dauerhaft zu integrieren, damit Ihr Leben wieder eine „gute" Qualität bekommt.

Es ist ein täglicher Abschied von einem geliebten Menschen. Oft wird es so sein, dass Sie selbst eine Schulter zum Ausruhen nötig hätten. Der Mensch, den Sie ein ganzes Leben lang gekannt haben, verschwindet immer mehr und Sie bleiben allein zurück. Er verschwindet in eine „neue", seine eigene Welt – und überlässt Ihnen die Regelung des Alltags. Sie müssen für den Dementen mitdenken, mithandeln und mitentscheiden. Sie sind derjenige, der diese „Traumwelt" gelegentlich immer wieder durchbricht und an die Realität erinnert. Sie könnten nun daraus folgern: „Wenn ich eh nur Aggressionen ernte, weil ich störe, dann stelle ich meine Besuche einfach ein." Das ist der falsche Weg! Es ist wichtig für Sie, die Besuche fortzuführen, aber in einer anderen Weise. Würden Sie Ihre Besuche einstellen, wäre es im Grunde auch eine Verdrängung der Probleme. Ich möchte Ihnen helfen, damit die Besuche leichter fallen, um diesem Menschen mit Liebe zu begegnen und um ihn weiterhin im Heim besuchen zu können. Sie brauchen viel Kraft dazu. Stärken Sie sich, damit Sie dabei nicht leiden. Tun Sie es für sich – für Ihr ganz persönliches Seelenheil. Ohne Anspruch auf Anerkennung, ohne den Wunsch, geliebt und erkannt zu werden. Finden Sie einen Weg, der Ihnen hilft, mit dieser Situation zu leben. Stärken Sie sich vor dem Besuch: Suchen Sie sich einen Platz, wo Sie entspannen und an gar nichts denken müssen. Lassen Sie alle Belastung los und tanken Sie die Batterien auf. Nach dem Besuch gehen Sie wieder zu diesem Platz, verabschieden Sie sich noch einmal von dem Kranken, von der ganzen Situation im Heim, atmen tief durch und dann gehen an Ihre gewohnte Arbeit. Wichtig: Mit diesem Abschiednehmen machen Sie sich frei.

Am einfachsten ist es, keine Erwartungen an einen Besuch zu haben. Da sein, da sitzen – ohne Worte, Ansprüche und direkte Ansprache. Ohne dass das Herz schon laut zu klopfen beginnt, noch bevor Sie im Heim sind, schon mit dem Gedanken: „Was wird mich heute wieder alles erwarten?". Die Zauberformel lautet: „Alles, was ist, ist gut – genau wie es jetzt in diesem Moment ist". Oder wie in der Bibel zu lesen: „Dein Wille geschehe". Sie werden mit diesen Worten eine neue Freiheit spüren, die eine große Last von den Schultern nimmt. Sie bekommen eine „neutrale" Einstellung zu dem Kranken. Sie können den Kranken annehmen, akzeptieren und wertschätzen, mit all dem, was er jetzt ist und wie er jetzt ist. Der Blick kommt in die Gegenwart, und dort soll er auch bleiben.

Ein Beispiel: Eine Ehefrau, die jahrelang ihren dementen Mann gepflegt und betreut hat, fuhr mit 72 Jahren noch immer mit dem Auto und regelte alles für ihren Mann, was anstand. Sie wurde sofort nach dessen Tod wegen einer Kleinigkeit, die sie nicht mehr verkraften konnte, ebenfalls dement. Die Überforderung, die sie über viele Jahre ausgezehrt hatte, hatte ihren Preis gefordert. Ein ehemals gesunder und fitter Mensch hat aufgegeben. Es gibt einen schönen Satz von Prof. Erwin Böhm: „Kümmere dich um dich selbst, bevor es andere tun". Damit Sie da nicht hinkommen, sorgen Sie für sich, nehmen Sie sich sehr ernst – trotz des dementen Angehörigen.

Übung: Die Chinesen sagen, dass das Alter in den Zehen beginnt. Daher ist es wichtig, die Zehen beweglich zu halten. Durch die verminderte Durchblutung der Muskeln häufen sich dort Giftstoffe an, die zu Steifheit führen. Diese werden durch die Übung abtransportiert. Nach dem Vorbild der Katze, die sich nach jedem noch so kleinen Schläfchen reckt und streckt, beginnen Sie gleich nach dem Aufwachen – noch im Bett – sich erst einmal zu strecken und zu recken und die Zehen zu bewegen. Das geht natürlich auch, während des Tages, z. B. bei offenem Fenster oder bei einem Tee oder Kaffee, beginnen Sie, mit den Zehen zu wackeln.
Versuchen Sie, den großen Zeh an beiden Füßen hoch und runter zu bewegen. Gerade dieses Bewegen stimuliert alle Nerven und Organe im Körper. Wiederholen Sie dieses Wackeln 12 x.

Sie fühlen sich überfordert, haben das ewig schlechte Gewissen, weil auch andere Dinge und der Rest der Familie zu kurz kommen und Sie machen sich Vorwürfe. Doch wodurch ist das schlechte Gewissen entstanden? Sie hatten versprochen, den Kranken nie in ein Heim zu geben. Sie hatten ja lange genug probiert, den Angehörigen zu Hause zu betreuen. Sie denken darüber nach, ob die Erwartungen, die Sie an sich selbst gestellt hatten, unrealistisch waren.

Sie sind der/die am meisten Betroffene und wissen am besten, was Demenz für das tägliche Leben bedeutet. Es ist ein Wechselbad der Gefühle – von Mühe und Anstrengung über Trauer, Leid und Mitleid. Sie kennen die Verzweiflung, wenn Sie immer wieder das Gefühl haben, mit dieser Situation und der Krankheit nicht mehr umgehen zu können. Sie wissen Bescheid über den Wechsel von Hoffnung zur Hoffnungslosigkeit, über die kleinen Freuden, wenn es einmal doch ein kleines Erkennungszeichen gibt. Einen Ausweg gibt es nicht. Sie gehen weiter ins Heim und leiden.

Sie haben lange zugesehen, wie sich ein vertrauter Mensch verändert hat und nicht mehr erreichbar ist. Sie finden den Menschen von früher nicht mehr. Dieser neue Mensch wird immer merkwürdiger, interessiert sich nicht mehr für seine Familie – und nun ist es soweit, dass er Sie nicht einmal mehr erkennt. Sie stehen dabei, ohne die geringste Möglichkeit etwas zu verändern. Schmerz, Hilflosigkeit, Mutlosigkeit, Trauer und Depressionen sind damit verbunden. Ich könnte diese Reihe endlos weiterführen. Tatsache ist, die Welt ist nicht mehr so, wie sie einmal war, sie hat sich grundlegend verändert und die alltäglichen Probleme und Schwierigkeiten nehmen zu.

Das „neue" Verhalten, das die Kranken nun an den Tag legen wie Geräusche machen, eine unverständliche Sprache sprechen usw. muss Ihnen nicht peinlich sein und Sie müssen sich nicht dafür schämen. Immer wieder kommt das schlechte Gewissen durch, weil Sie wissen, dass es keine böse Absicht ist, sondern die Krankheit. Mich fragte einmal eine Ehefrau, wie ich es den ganzen Tag aushalten könnte, dass ihr Mann ununterbrochen in seiner Sprache spräche, ständig am Laufen sei. Täglich von morgens bis abends ging eine Geräuschkulisse von diesem Mann aus, er war den ganzen Tag zu hören – es war anstrengend. „Ich halte es deshalb aus, weil es mich nicht stört und ich auch zu diesem Menschen ein ganz anderes Verhältnis habe als Sie als Angehörige, die ja ihren „alten" Partner wieder haben will", sagte ich zu ihr.

Übung: Die Tanne – Sie wächst oft kerzengerade in den Himmel und das tun Sie jetzt auch. Stellen Sie die Beine parallel und schulterbreit auseinander. Die Arme hängen locker an den Seiten und die Fingerspitzen zeigen zum Fußboden. Alle Muskeln im Körper sind locker und entspannt. Nun atmen Sie tief ein und spannen alle Muskeln an, strecken Sie die Fingerspitzen so weit es geht weiter zum Boden und wachsen Sie mit dem Scheitel in den Himmel. Nun spannen Sie die Pobacken an, atmen Sie tief in den Bauch und halten Sie für Sekunden – so lange Sie es aushalten – die Luft an. Dann ausatmen, alle Muskeln loslassen und den Körper entspannen. 10 x wiederholen.

Ein unbeholfener Versuch, mit Ihnen in Kontakt zu kommen, kann das Nachlaufen sein. Der Angehörige läuft wie ein kleiner Hund hinterher und sagt unverständliche Dinge. Es gibt Zeiten, in denen Sie keine Geduld mehr haben, sich dadurch nicht auf anstehende Aufgaben konzentrieren können und die Nerven blank liegen, weil Sie z. B. unter Zeitdruck sind, zur Arbeit müssen. Sie sind „genervt“ durch dieses Nachlaufen und diese „Störungen“, weil Sie Ihre Gedanken nicht beisammen halten können. In diesen Momenten wird Ihnen der kranke Mensch sehr lästig sein – auch das ist in Ordnung. Doch denken Sie daran, wie Sie mit einem kleinen Kind in dieser Situation umgehen würden. Nehmen Sie sich einen Augenblick Zeit und übernehmen Sie – aber wirklich nur für kurze Zeit – die „Mutter- oder Vaterrolle“ und die des Beschützers. Verfallen Sie **nie** für immer in diese Rolle! Hier ist besondere Aufmerksamkeit von Ihnen gefordert, denn oft ist es leichter, die Vater- oder Mutterrolle zu übernehmen als sich abzugrenzen. Es ist die Bewusstheit, dass sich das Rollenverhältnis nicht verschieben darf. Versuchen Sie zu ergründen, was zu diesem Nachlaufen veranlasst, ob es das Bedürfnis nach Zärtlichkeit, Nähe und Zuwendung oder eventuell die Angst vor dem Alleinsein ist.

Damit Sie dann wieder an Ihre Arbeit gehen können, nehmen Sie sich eine winzige Auszeit, vielleicht gelingt es Ihnen dann, auch wieder zu lächeln und nicht alles so schwarz zu sehen. Öffnen Sie das Fenster, sehen Sie sich Bäume, Blumen, Vögel oder Nachbars Hund an. Atmen Sie tief ein und aus. Stellen Sie sich eine Situation vor, in der Sie sich sehr wohlgefühlt haben und halten Sie dieses „schöne" Gefühl fest. Danach können Sie das Nachlaufen und die Geräusche wieder akzeptieren oder zum wiederholten Male die Brille des Kranken suchen. Wie oft haben Sie diese schon gesucht oder nach „versteckten" Dingen Schränke abgesucht, dabei Essen gefunden und es wieder in den Kühlschrank getragen. Das Nachlaufen, Suchen und Kramen, das alles zusammen macht mürbe – Sie brauchen sehr viel Geduld.

Übung: Fühlen Sie sich wie der Hamster im Tretrad und die Gedanken kreisen und lassen Sie nicht los, dann versuchen Sie mit tiefen Atemzügen die Zunge, die Wangen und das Kinn zu entspannen. Oft hilft das schon, um die Gedanken zur Ruhe zu bringen, bei diesen „inneren Selbstgesprächen" wird auch – unbewusst – immer die Zunge leicht mitbewegt oder es werden die Zähne zusammen gebissen – das passiert automatisch, zusätzlich wird durch die Verkrampfung der Beckenboden angespannt. Am leichtesten lösen Sie diese Verkrampfung, wenn Sie den ganzen Körper schütteln. Stellen Sie sich dazu hin, die Beine schulterbreit mit leicht gebeugten Knien auseinander und schütteln Sie Arme, Beine und den ganzen Körper kräftig durch.

Hilfreich ist es, wenn Sie eine Liste mit den Dingen erstellen, die Ihnen am schnellsten helfen, wieder ruhig und entspannt zu sein: Die Tasse Tee, das Ansehen eines schönen Bildes, entspannende Musik, der kurze Ausflug auf den Balkon oder an das Fenster. Ein heißes Bad mit angenehmen Düften – das Wasser entspannt die Muskeln und der Duft den Kopf. Diese Liste setzt alte Gewohnheiten, die Sie gestresst haben, außer Kraft – es entsteht Raum für neue, „entspannungsbringende“ Gewohnheiten. Die Gedanken kommen zur Ruhe, der Puls wird ruhiger und ein wohliges Gefühl entsteht. Lassen Sie diese „Rituale“ zum Alltag werden und nehmen Sie sie immer wieder in Anspruch, die Entspannung wird sich nach kurzer Zeit immer schneller einstellen. Zum Schluss brauchen Sie nur noch wenige Minuten und einige tiefe Atmenzüge. Helfen kann Ihnen auch, richtig in Ihre Wut zu gehen. Denken Sie daran, was diese Wut veranlasst hat, sagen Sie mit geballten Fäusten und angespannten Muskeln – in Gedanken oder auch laut – all das, was Sie loswerden wollen. Spüren Sie die Wut und Verzweiflung – dann, wenn alles gesagt oder gedacht ist. Lassen Sie die Fäuste und die Muskeln wieder ganz locker und mit einigen tiefen Atemzügen verabschieden Sie sich von dieser Situation.

Ununterbrochen sind da Gedanken, die sich nicht vertreiben lassen wollen und sie schleichen sich immer wieder in den Kopf. Damit dieses Gedankenkarussell sich nicht ständig weiterdreht und Sie sich von dem alten Kreislauf einfangen lassen, denken Sie sich einen Satz aus, den Sie bei solchen Anlässen gut wiederholen können, z. B. „Nun ist es genug, ich habe mich lange mit euch beschäftigt, nun geht“. Gestalten Sie ihn mit Ihren Worten und schreiben Sie ihn auf Ihre Liste. Schonen Sie sich, setzen Sie sich nicht ständig unter Druck, etwas tun zu müssen, um zu funktionieren. Denken Sie auch nicht darüber nach, was die Leute sagen – machen Sie sich keine Gedanken darüber – die reden eh! Passen Sie sich nicht den sogenannten „gesellschaftlichen Zwängen“ an, die vorschreiben, was man als Familienangehöriger zu tun hat! Diese „Leute“ wissen immer alles besser. Gehen Sie überhaupt nicht darauf ein, wenn wieder jemand kommt, der alles besser weiß und Ihnen „gute“ Ratschläge geben möchte. Machen Sie sich nicht von der Meinung anderer abhängig und lassen Sie sich nicht davon irritieren, wenn Außenstehende Ihre Erschöpfung nicht verstehen und der Meinung sind, dass der Kranke sehr gut aussieht und man sich wundervoll mit ihm unterhalten kann. Das waren vielleicht die kleinen „klaren“ Momente. Außer Ihnen selbst weiß keiner, wie es sonst ist und wie viele Stunden Sie für und mit dem Kranken zugebracht haben. Steigen Sie aus aus diesen Normen der Gesellschaft. Sie haben alles, was in Ihrer Macht steht, getan – Sie haben Ihr Bestes gegeben – und nun geht es nicht mehr.

Versuchen Sie ein eigenes Leben von Tag zu Tag mehr zu leben. Schwimmen Sie gegen den Strom und geben Sie den Anspruch auf, „heile Welt" spielen zu müssen. Sie haben es auch ohne den Rat anderer Menschen schon schwer genug. Oder drehen Sie einfach den Spieß um und bitten diesen „netten" Menschen darum, Sie einmal abzulösen und z. B. eine Woche lang die Betreuung zu übernehmen. Das schafft einen größeren Einblick in Ihre Situation als alle Worte! Sie werden sagen, dass es täglich viele Dinge gibt, an die Sie denken müssen, die Sie nicht vergessen dürfen und die erledigt werden wollen. Das stimmt – doch alles zu seiner Zeit. Wenn eines erledigt ist, kommt das Ausruhen und Abschalten. Nutzen Sie die Zeit zwischen den Anforderungen für sich zum Auftanken – für Ihre Gesundheit und Ihr Wohlbefinden. Machen Sie den Kopf frei und denken Sie nur daran, was Sie persönlich „glücklich" macht.

> *Übung: Zur Entspannung der Augen verhilft das Ansehen von 3-D-Bildern. Durch eine besondere Betrachtungsweise wirken Bilder dreidimensional oder es erscheinen – ohne Brille oder sonstige Geräte – „unsichtbare" Einzelheiten, die vorher nicht sichtbar waren. Die Augen und das Gehirn müssen nur überlistet werden. Das Bild wird in einem Abstand von ca. 40 cm vor die Augen gehalten. Starren oder stieren Sie auf das Bild, schauen Sie durch das Bild hindurch, die Augen sind fest auf das Bild gerichtet, führen Sie es nun langsam von den Augen weg. Mit etwas Übung erscheint nach wenigen Sekunden das versteckte Bild.*
> *Doch auch hier* ***Vorsicht*** *und langsam beginnen: Auch die Augen können Muskelkater bekommen!*
> *Zum Abschluss für Wachheit und Konzentration: Reiben Sie die Hände mehrmals aneinander und legen Sie die Hände einige Sekunden auf die*

Augen. Die Hände erneut reiben und das Gesicht in Waschbewegungen abstreichen. Mit beiden Händen die Ohren streichen - zuerst von oben nach unten, dann von innen nach außen – 3 x wiederholen.

Vieles hat sich im Laufe der Zeit verselbstständigt und Sie merken gar nicht mehr, dass Ihre Bedürfnisse zu kurz kommen. Daher ist es besonders wichtig, achtsam zu sein und immer wieder eigene Dinge zu tun. Äußern Sie den Wunsch nach mehr Freiraum zu spät, wird das der Kranke eventuell als Zurückweisung oder Abschiebung empfinden. Am Anfang, wenn die Krankheitssituation noch neu für Sie beide ist, ist die Akzeptanz leichter und er lässt Ihnen bereitwillig den Freiraum.

Schreiben Sie sich Ihren Kummer von der Seele, wenn es keinen menschlichen Vertrauten gibt, dem Sie alles erzählen können oder wenn Außenstehende Ihre Sorgen und Nöte gar nicht verstehen können. Schütten Sie Ihrem Tagebuch das Herz aus, es hilft und tut gut, alles Unausgesprochene, alle Gedanken und Gefühle loswerden zu können. Klären Sie alles Belastende und auch Verletzende für sich und verzeihen Sie Ihrem Angehörigen, dass er sich entzogen hat und nicht mehr der Mensch ist, der er einmal war.

Damit das Herz nicht ständig schwer vor Sorge und Hoffnungslosigkeit ist, helfen Ihnen unbeschwerte Stunden. Sie geben Kraft, und hinterher können Sie Ihre Aufgaben leichter ausführen. Üben Sie Ruhe, Besinnung und Entspannung zu leben, überspielen Sie nicht die natürliche Müdigkeit, legen Sie sich auch tagsüber zum Schlafen hin, der Körper fordert sein Recht - übernehmen Sie sich nicht mehr. Geben Sie dem Ausruhen und der damit verbundenen Besinnung viel Raum.

Auch wenn ich mich wiederhole – es kann nicht oft genug gesagt werden, trauen Sie sich, Ihre Bedürfnisse durchzusetzen und zu leben. Achten Sie auf sich und

Ihre Gefühle, schützen Sie sich vor Überforderung. Schonen Sie Ihre Kräfte. Sie brauchen die Erholungspausen und die eigenen Interessen. Abschalten und nur Dinge tun, die Ihnen ganz persönlich gut tun. Das ist keinesfalls selbstsüchtig oder egoistisch – es dient lediglich Ihrem Wohlbefinden. Sie werden sehen, wenn Ihre Batterien genügend aufgetankt und Sie wieder ruhiger und ausgeglichener sind, wandeln sich Hoffnungslosigkeit, Trauer, Schuld, Ärger, Enttäuschung und Wut in Anteilnahme und Verständnis. Kümmern Sie sich um das Kind in Ihnen, bevor Sie durch die ständige Überforderung auch den Weg in das Vergessen, den Weg Ihres Angehörigen gehen. Das klingt hart – doch ich habe es erlebt!

Ebenso entspannend ist Mandala-Malen. Durch die Konzentration auf das Ausmalen entspannt sich der Kopf sehr schnell, wird frei und die Gedanken kommen zur Ruhe. Malen Sie aber bitte mit **Farbe**, mit Bunt-, Filzstiften oder Wasserfarben. Wählen Sie die Farben spontan aus und lassen Sie sich einfach treiben. Sie werden erstaunt sein über das Resultat.

Am Abend ist das Abschalten besonders wichtig, damit Sie einen gesunden und ruhigen Schlaf haben und ausgeruht aufwachen. Wünschen Sie sich vor dem Einschlafen einen „schönen Traum“ und geben Sie alle Sorgen und Nöte ab. Sie werden sehen, durch diese festen Zeiten der Entspannung kommt es zu einer Regelmäßigkeit und Sie werden sich täglich daran erinnern. Mit der Zeit wird der Kopf ganz ohne Anstrengung wieder frei. Mit erholsamem Schlaf tanken Sie Ihre Kräfte wieder auf und Ihre Seele bleibt gesund. Lernen Sie „Nein“ zu sagen. Kümmern Sie sich um Ihren Schmerz, Ihre Angst und Ihre Hilflosigkeit. Sie werden oft eine Leere in sich spüren, die kaum auszuhalten ist und Sie fühlen sich ausgepowert und müde. Gönnen Sie sich Erholungspausen. Lassen Sie es nicht zu, dass diese Krankheit Ihr Leben bestimmt, zu Ihrem „Lebensinhalt“ wird und Ihr Leben im grauen Alltag versinkt und die damit verbundene Last Sie erdrückt.

Versuchen Sie, die Krankheit positiv zu sehen und nicht als „Strafe", „Prüfung" oder „Schicksalsschlag". Motivieren Sie sich und strahlen Sie dies auf den Kranken aus. Sehen Sie die Situation als „Herausforderung" oder „Abenteuer" an. Bewahren Sie sich Ihre Neugier und Phantasie selbst dann, wenn es im täglichen Leben wenig Sensationelles gibt. Sie werden an der Krankheit wachsen und erledigen Dinge, die Sie sich nie zugetraut hätten, die Ihnen aber neue Stärke, Selbstsicherheit und Durchhaltevermögen geben. Darauf können Sie stolz sein.

Es gibt ein „normales" Leben neben der Krankheit – das will gelebt sein. Wenn Sie es schaffen, Abstand zu der Krankheit zu bekommen und wieder Freude in Ihr Leben holen können, wird es eine große Erleichterung und Bereicherung sein. Sie merken, dass es sehr wohl geht, mit Abstand einen nahestehenden Menschen zu betreuen – und zwar indem Sie ausgeglichen sind. Das wird sich wiederum positiv auf den Kranken auswirken. Genießen Sie die neue Freiheit – das steht Ihnen zu. Pflegen Sie Freundschaften und Hobbies. Erinnern Sie sich daran, was Ihnen vor der Krankheit Freude gemacht hat. Ein Theaterbesuch, ein Besuch im Museum oder einer Show, in der viel gelacht wird. Ein Stadtbummel mit Freunden, aber auch ein kurzer Urlaub. Denken Sie darüber nach, in welchen Situationen Sie früher positive Erfahrungen gemacht haben und suchen Sie sich etwas, was Sie befriedigt und glücklich macht. Es gibt bestimmt viele Momente in Ihrer Vergangenheit, wo Sie total gelöst und fröhlich waren – und das versuchen Sie nun wieder in Ihr Leben zu holen.

Weder Ihnen noch Ihrem Angehörigen nutzt es, wenn Sie sich verausgaben und keine Erholungspausen in Ihr Leben einbauen. Denken Sie nicht, dass es nichts macht, die eigenen Interessen für die Zeit der Pflege zurückzustellen. Die Krankheit kann Jahre dauern und oft bleibt von dem eigenen Leben nichts mehr übrig. Auch unter diesem Gesichtspunkt ist es deshalb sinnvoll, die Kranken möglichst früh daran zu gewöhnen, dass sie nicht immer nur von einem Menschen gepflegt werden. Gönnen Sie sich also ausreichend Urlaub und wenn es nur ein „kleiner“ Urlaub von einem Tag ist! Lassen Sie es sich gut gehen – damit helfen Sie sich und dem dementen Menschen mehr, als wenn Sie vor lauter Sorgen nicht mehr schlafen können, unkonzentriert bei Ihrer Arbeit oder ständig traurig über das ganze Leid sind. So entsteht für beide Seiten eine gesunde Beziehung. Eine andere Möglichkeit ist, psychotherapeutische oder seelsorgerische Hilfe in Anspruch zu nehmen.

Leidtragender sind Sie, der/die ja alles aus der Vergangenheit kennt und weiß und nun einen ganz anderen Menschen vor sich hat – dies ist sehr schwer auszuhalten und es werden oft Tränen der Trauer fließen und Sie quälen sich mit Fragen, was Sie hätten besser machen können, um diese Krankheit zu verhindern. Sie hätten die Krankheit nicht verhindern können und Sie sind mit Sicherheit nicht Schuld daran!

Sie führen nun ein Leben, das Sie sich so nicht vorgestellt hatten. Geplant war, dass Ihr Angehöriger noch viele Jahre gesund ist und bis zu seinem Tod ein ausgefülltes Leben hat. Der Angehörige stand mit beiden Beinen im Leben, ging seinen Hobbies nach, spielte mit den Enkeln ... – niemand hat an Demenz gedacht. Dann kamen Vergesslichkeit und alle anderen Anzeichen einer Demenz. Die Veränderung war nicht aufzuhalten und es war für alle Beteiligten schwierig, dies zu verstehen und zu akzeptieren. Am Anfang der Krankheit haben Sie – wie auch der Betroffene selbst – nach Entschuldigungen gesucht und alles wurde „schön geredet“, das Vergessen und alle anderen Merkwürdigkeiten. Der Schock war viel zu groß für alle Beteiligten. Doch die Krankheit war da und die Veränderungen waren nicht aufzuhalten. Die Verantwortung ist zu groß, als dass Sie sie allein tragen können und Trost ist nicht da. Wie oft haben Sie sich gefragt: „Was habe ich falsch gemacht, wie hätte ich es verhindern können?“. Der Angehörige verlangt ständig Aufmerksamkeit und Pflege – ohne Gegenleistung. Er übt, ohne sich dessen bewusst zu sein,

Macht aus und halst die ganze Verantwortung, die er nicht mehr übernehmen will, der ganzen Familie auf. Es ist Flucht in eine Verantwortungslosigkeit. Wer leidet mehr – der Kranke oder Sie?

Übung: Der Spaziergang durch den Körper. Legen Sie sich entspannt auf den Rücken. Stellen Sie sich vor, Sie sind die Biene Maja mit einem Zauberstab. Das Innere des Körpers ist die Blumenwiese und Ihr Atem ist der Zauberstab. Alle Blüten (Ihre Organe) sind geschlossen. Sie öffnen sie nun durch die Berührung mit dem Zauberstab (Atem). Gehen Sie langsam von Organ zu Organ und atmen Sie tief in dieses Organ hinein. Haben Sie alle Organe besucht, genießen Sie das Gefühl und entspannen Sie sich einige Minuten mit geschlossenen Augen.

Sie haben weder etwas falsch gemacht, noch sind Sie „schuld" an der Krankheit. Es macht in dieser Situation wenig Sinn, Konflikte aus früheren Zeiten bearbeiten zu wollen. Gestehen Sie sich auch zu, dass Sie manchmal reizbar sind, sich ärgern oder der Geduldsfaden reißt – es ist die Überforderung und Sie brauchen sich keine Vorwürfe zu machen. Ein Streit, laute Worte, Unstimmigkeiten und Spannungen vergisst der Kranke vermutlich schneller und leichter als Sie selbst.

Geben Sie die Hoffnung auf, dass sich etwas ändert und alles wieder „wie früher" wird – das ist Wunschdenken und wird nicht passieren. Tatsache ist, dieser Mensch ist sehr krank. Lassen Sie sich auch nicht von einem Arzt – der Sie vielleicht beruhigen will – sagen, dass die Krankheit nicht so schlimm sei, nach dem Motto: „Mit Medikamenten bekommen wir das wieder in den Griff". Das ist eine Illusion und fördert bei Ihnen nur das Gefühl, dass es lediglich an Ihnen persönlich liegt, wenn es dem Kranken nicht gut geht und er nicht gesund wird.

Sie können mit einer neuen Umgangsweise Ihr Leben erleichtern. Denken Sie daran, dass der Kranke Sie nicht vorsätzlich ärgern will. Auch lügt er nicht, wenn er Fehlleistungen verleugnet; er versucht nur, seine Hilflosigkeit, Beschämung und Betroffenheit zu bewältigen.

Sie sind traurig, dass Sie keinen Kontakt mehr zu Ihrem Angehörigen haben und die fortschreitende Veränderung macht Sie hilflos, weil Sie nichts dagegen tun können, um diese aufzuhalten. Ihr Bild von einem lieben Menschen ist unwiderruflich zerstört und es ist ein tägliches Abschiednehmen - und die Kraft dazu müssen Sie aufbringen. Es ist, als ob Sie und Ihr Angehöriger auf verschiedenen Planeten leben. Erkennen Sie, dass es Außenstehenden oft leichter fällt, Zugang und Kontakt zu dem Demenzkranken zu bekommen – ohne Eifersucht und Neid oder gar Zorn. Stellen Sie sich vor, Sie sind so wie ich als Alltagsbegleiterin eine „neutrale" Person - ohne familiäre Verbundenheit und ohne jeden Anspruch auf Erkennen oder liebevolle Zuwendung durch den Kranken. Die Vorstellung, dass es sich um einen Freund oder eine Freundin handelt, schafft Abstand und Ruhe. Bei Besuchen sind Sie der „Außenstehende" ohne Sorgen und Nöte. Der Freiraum, der dadurch entsteht, bringt Ihnen Entspannung. Und diese überträgt sich auf den dementen Menschen, so können harmonische Besuche entstehen.

Die Krankheit wird immer stärker sein als Sie und trotzdem sollen Sie durchhalten und jeden Tag wieder den Mut aufbringen, das alles zu schaffen! Um diese Situation ertragen zu können, hilft es, wenn Sie versuchen, den dementen Menschen zu verstehen, ohne Einschränkungen und Erwartungshaltungen – das sind Ihre Wünsche, die dieser Mensch nicht mehr erfüllen kann. Hierzu passt wieder das Gedicht von Erich Fried. Über die „Welt der Gefühle" können Sie mit Ihrem Angehörigen kommunizieren. Nehmen Sie die Hand, streicheln Sie über den Arm – ohne viele Worte.

Cremen Sie seine Hände ein und fragen Sie, ob auch das Gesicht gecremt werden soll. Es zeigt dem Kranken, dass er selbst und sein Körper es „wert" sind, gepflegt zu werden und er wird sich darüber freuen. Gepflegte Haut lädt dazu ein, berührt zu werden. Fragen Sie, ob der Wunsch nach Haarpflege, Haarwäsche oder Haarfärben besteht. Ob das Lieblingsparfum und der Lippenstift gebracht werden sollen. Die gepflegte Haut und die schicke Kleidung geben ein gutes Gefühl und sichern die Wertschätzung des Kranken durch seine Umwelt und damit steigt das Selbstwertgefühl.

Gehen Sie vorsichtig mit eigenen Schuld- und Verpflichtungsgefühlen um, schnell kann ein Teufelskreis entstehen: vermehrte Anstrengung – Überlastung – daraus resultierende Fehlhandlungen – zusätzliche Schuldgefühle – noch mehr Anstrengung usw. usf. Seien Sie nachsichtig mit sich selbst, es ist normal, dass Sie durch die Dauerbelastung auch einmal böse reagieren. Subjektive Schuldgefühle entstehen durch die Unterdrückung der eigenen Bedürfnisse und die zu hohe Erwartungshaltung an sich selbst. Sie müssen nicht immer „gut" funktionieren, auch nicht immer gut gelaunt und ausgeglichen sein. Empfinden Sie sich nicht als „Opfer", wenn wieder einmal alles hoffnungslos erscheint, Sie können Ihre Situation beeinflussen und verändern – aber lassen Sie sich nicht von außen (durch Geschwister, Verwandte, FreundInnen und Nachbarn) beeinflussen und unter Druck setzen, dass Sie immer sofort zur Stelle sein müssen, alles immer sofort tun müssen, was dieser Mensch jetzt gerade für richtig hält. Niemand darf von Ihnen fordern, sich selbst aufzugeben.

Setzen Sie sich Ziele – realistische Ziele – um das Leben mit der Demenz erträglich zu gestalten, damit Sie selbst das Gefühl von Aufgehobensein haben und trotzdem die Verständigung auf der Gefühlsebene möglich ist. Nehmen Sie den Kranken so, wie er ist. Alle Versuche, ihn ändern zu wollen, werden scheitern. Passen Sie Ihre Lebensumstände nicht denen des Kranken an.

Sonst wird sich der Kreislauf von Unzufriedenheit, Überforderung, Scham und Schuldgefühl immer wieder fortsetzen, doch es wird zu keiner Lösung kommen. Gestehen Sie sich zu, dass es normal und menschlich ist, wenn sich bei der ständigen Auseinandersetzung mit dem dementen Menschen auch negative Gefühle einstellen – wie Ablehnung, Überdruss, Ekel. Auch hier ist das Gespräch mit anderen Betroffenen, einem Seelsorger oder einem Mitarbeiter in Angehörigenberatungsstellen sehr hilfreich.

Nicht nur der Demenzkranke vergisst sich und seine Umwelt, auch Sie als Betreuungsperson vergessen oft sich selbst. Die tägliche Pflege verleitet dazu, sich in der Gegenwart des Kranken selbst zu verlieren. Erinnern Sie sich an Ihre eigene Vergangenheit, damit Sie nicht später, nach Beendigung ihrer Betreuerrolle, in eine Leere fallen, weil nun die Aufgabe fehlt.

Schlimme Augenblicke sind immer wieder dann gegeben, wenn der Angehörige merkt, was mit ihm los ist und er mit Weinkrämpfen, Verzweiflung und auch Selbstmordgedanken reagiert, weil er sich als Belastung für Sie empfindet, als wertlos und unnütz im Leben. Doch schon im nächsten Moment schaltet das Gehirn wieder ab und eine Verständigung oder Erklärungen kommen gar nicht mehr an. Ihr Angehöriger wurde – als er noch in der eigenen Wohnung lebte – Ihnen gegenüber immer aggressiver und war voller Ablehnung, und wenn es nur um das Essen ging. Ich verstehe Ihre Verzweiflung, am Ende der Kräfte zu sein und nicht zu wissen, wie Sie die Beschimpfungen weiter aushalten und weiter zu Ihrem Angehörigen gehen zu müssen, obwohl er ständig böse auf Sie reagiert. Lassen Sie es nicht zu einem Teufelskreis von gegenseitiger Ablehnung kommen – wobei Sie wohl mehr leiden als Ihr Angehöriger. Wenn Sie sich nun auch noch ärgern oder enttäuscht sind, weil der Kranke Sie wieder „anfährt" und ruppig ist, dann holen Sie sich „gute" Erinnerungen aus den besseren Zeiten ins Gedächtnis, sehen Sie sich Fotoalben an, das hilft, um wieder Kraft zu tanken und wieder mit einem Lächeln auf den

Dementen zuzugehen. Sehen Sie das „Schöne“ aus der Vergangenheit mit diesem Menschen. Damit Verletzungen aufhören, dürfen Aggressionen nicht persönlich genommen werden, lassen Sie auch einmal Ihre Wut heraus, das ist besser, als wenn Sie alles schlucken, trotzdem wütend sind und schon wieder die Schuldgefühle auftauchen, weil es sich ja um einen kranken Menschen handelt. Sprechen Sie auch mit den anderen Angehörigen – falls es diese gibt darüber oder machen Sie eines kleinen Spaziergang, um sich zu beruhigen. Ein einmaliger Gefühlsausbruch, der „die Luft bereinigt“, ist für den vergesslichen Kranken besser zu ertragen als ein auf Dauer verstimmter Betreuer. Schalten Sie leise Musik ein, diese beruhigt die Gemüter wieder.

Die vielen Versuche, den Kranken zu Hause zu betreuen, sind gescheitert, die Nerven liegen durch die Überforderung blank und Sie sind körperlich und seelisch am Ende. Nun bleibt der Weg, sich weiter aufzuopfern oder der Weg des Abgrenzens. Es ist nicht falsch, die Hilfe eines Heimes in Anspruch zu nehmen, bevor es bei Ihnen zu einem Burnout kommt, weil Ihnen kein Stück Ihres eigenen Lebens geblieben ist. Auch wenn Sie früher hundertmal versprochen hatten, den Angehörigen nicht in ein Heim zu geben, das war vorher, bevor Sie wussten, wie groß die tägliche Belastung ist, denn irgendwann ist die eigene Grenze erreicht. Oft kommt es auch zu Handgreiflichkeiten, Schreien, Trauer und Fluchen durch den Dementen, weil er sich unverstanden fühlt, Sie nicht mehr erkennt und daher sich auch Ihnen gegenüber nicht „richtig“ verhalten kann. Später kommt es zum Weinen auf beiden Seiten, weil bei Ihnen die Nerven blank liegen.

Zu Beginn der Krankheit waren Sie noch überzeugt, die Betreuung und Pflege selbst übernehmen zu können und die damit verbundenen Aufgaben zu meistern. Doch Überlastung und Überforderung haben Sie eines besseren belehrt und am Ende bleibt nur das Heim als letzte Entscheidung. Darin möchte ich Sie bestärken. Ich möchte Ihnen das schlechte Gewissen und die Selbstvorwürfe nehmen, weil Ihr Angehöriger nun im Heim lebt, weil Sie es nicht mehr schafften, ihn zu Hause zu betreuen. Die Fragen, die Sie immer wieder beschäftigen und belasten und nicht zur Ruhe kommen lassen, sind: „Habe ich ihn abgeschoben?“ , „Habe ich versagt, mir nicht genug Mühe gegeben?“, „Hätte es eine andere Möglichkeit gegeben – z. B. private Hausbetreuung?“. Diese Fragen machen Ihnen ein schlechtes Gewissen und Sie fühlen sich bei den täglichen Aufgaben noch schlechter und vor allen Dingen bringt es Sie überhaupt nicht weiter.

Es ist kein Eingeständnis von Verantwortungslosigkeit oder Unzulänglichkeit – im Gegenteil. Sie haben erkannt, dass es zu Hause nicht mehr möglich ist, die Pflege zu schaffen. Durch die vielen kleinen oder größeren „Unfälle“, die durch den Kranken in Ihrer Abwesenheit passiert sind, waren Sie sich der Gefahr bewusst. Oft haben Sie damit gerechnet, dass Schlimmeres passieren könnte. Sie hatten nur noch einen Ausweg – Job, Pflege zu Hause oder Heim. Sie haben Verantwortung gezeigt und Hilfe in Anspruch genommen – als einzige Alternative bleibt am Ende oft nur das Heim übrig. Lassen Sie sich bitte von niemandem ein schlechtes Gewissen machen. Sie haben keine Ruhe mehr für Ihre Arbeit und können den Angehörigen nicht allein in der Wohnung lassen, weil in Ihrer Abwesenheit zu viel passiert.

Sie brauchen viel Stärke, Geduld, Gefühl, Durchhaltevermögen und sehr, sehr viel Einfühlungsvermögen, um dem Kranken Ihre Entscheidung für das Pflegeheim mitzuteilen. Für Sie selbst ist es wichtig, hinter dieser Entscheidung zu stehen. Die Organisation des Umzugs, die Auflösung der Wohnung, die Sorge, ob das Geld für die Pflege und die damit verbundenen Leistungen und Ausgaben ausreicht – das sind Dinge, die Sie zu bewältigen haben, die Auseinandersetzung mit der Krankenkasse (evtl. für Krankengymnastik, Gymnastik zur Mobilisation), dem Pflegedienst usw., wenn es darum geht, dem Kranken das Leben zu erleichtern.

Der Umzug in ein Heim ist für Sie und für den dementen Menschen sehr schwer. Er erkennt seine neue Umgebung nicht. Alles ist fremd und bedrohlich. Das neue „Zuhause“ macht Angst und die Unsicherheit wächst zusehends. Das führt zu erneuter Resignation und erneuten Aggressionen auf Sie. Sie spüren die Angst und Verzweiflung – sind aber nicht in der Lage, etwas dagegen zu tun – und schon haben Sie erneute Schuldgefühle. Oft kommt es durch den Umzug bei dem Dementen zu einem Zusammenbruch, zu Apathie oder Rückzug und Unruhe. Fragen Sie nach einem zusätzlichen Bett für Sie, wenn es gar zu schlimm ist mit dem Eingewöhnen und den damit verbundenen Ängsten. Sie verhindern so, dass sich der Kranke unnötig aufregt und wichtige Fähigkeiten verlernt (oder aufgrund des fremden Milieus oder einer Überversorgung aufgibt). Dies lässt sich oft nicht mehr korrigieren.

Durch die Entlastung und den Wegfall der häuslichen Pflege kann sich Ihr Augenmerk nun auf Dinge konzentrieren, die Ihnen und dem Kranken Freude bringen. Der gemeinsame Spaziergang, der Besuch im Cafe, das Vorlesen. Besuchen Sie gemeinsam Orte, an denen sich die Familie früher wohlgefühlt und gerne aufgehalten hat. Sie haben nun genug Zeit, um die Besuche für beide Seiten so angenehm wie möglich zu gestalten und von allen Streitigkeiten, die es noch zu Hause gab, zu entlasten. Wenn der demente Mensch die Gewissheit hat, dass Sie immer wieder kommen, wird auch der Abschied von Mal zu Mal leichter werden und Sie werden mit Freude bei dem nächsten Besuch begrüßt.

Holen Sie sich Unterstützung in allen Fragen, die mit der Krankheit zu tun haben. Auch ein Seelsorger kann Sie unterstützen und Ihnen in Gesprächen helfen. Gemeinsam mit ihm können Sie versuchen, die Ursache für Ihre Schuldgefühle zu finden. Denkbar ist auch die Betreuung durch einen Psychologen. Ergreifen Sie jeden Strohhalm, der sich Ihnen bietet. Sie haben das Recht dazu.

Angehörigengruppen, Selbsthilfe- und Beratungsgruppen werden von Fachleuten geleitet, die die Krankheit genau kennen und die mit ihren Kenntnissen zu einer Lösung der Probleme verhelfen können. Allein schon die ruhige Atmosphäre, die Anteilnahme und die Gelassenheit dieser Fachleute lässt Sie neue Hoffnung schöpfen. Diese geben Anregungen und Ratschläge und informieren Sie eingehend über das Krankheitsbild der Demenz. Durch die Kenntnis kommt es zu weniger Überraschungen und Depressionen, wenn es einmal nicht gut läuft, Sie sich wieder einmal überschätzt haben und sich hilflos fühlen. Vor Depressionen können Sie sich auch schützen, indem Sie sehr bestimmt gegenüber dem Kranken auftreten – gerade bei Töchtern, bei denen die Mutter früher das Sagen hatte, ist dies wichtig – klare Grenzen müssen gezogen werden. Die Krankheit ist ein seelischer Wachstumsprozess, der Ihnen durch die Abgrenzung zu neuer Stärke verhilft, der Umgang mit dem Leid hat daher einen tieferen Sinn. Gelingt es Ihnen, die eigenen Erwartungen an sich selbst und den Kranken herabzusetzen, wird es für beide Seiten sehr befriedigend sein. Sie werden bei sich einen „gesunden Egoismus" feststellen, den Sie nie gekannt haben und der Sie selbst vermutlich am meisten verwundert. Am Beispiel anderer Betroffener lernen Sie die eigenen Grenzen realistisch einzuschätzen.

In den Gruppen treffen Sie Menschen, die unter den gleichen Problemen leiden. Sie können über Ihre Gefühle sprechen: von Ihren Schuldgefühlen, Ihrem Ärger, Ihrer Wut, der Hoffnungslosigkeit, Trauer und Enttäuschung. Soziale Kontakte entstehen. Oft ergibt sich in einer Angehörigengruppe ein Austausch. Betroffene können anderen Betroffenen am ehesten durch eigene Erfahrungen unterstützen. Sie können sich gut einfühlen, haben großes Verständnis und eventuell auch die richtige Antwort auf belastende Fragen. Mit diesen Menschen können Sie über Ihre negativen Gefühle sprechen, denn diese haben sie auch erlebt. Auch über Überdruss, wenn Sie einmal keine Lust mehr auf die Betreuung haben, über Ekel, Ablehnung und vieles mehr.

Gestehen Sie sich diese Gefühle zu, Ihre Geduld wird oft so stark strapaziert, dass Pausen dringend nötig sind.

Pflichtgefühle - gerade bei Töchtern - die die kranken Eltern pflegen, führen zu Spannungen und sehr starkem seelischen Druck, aber auch zu der Überschätzung des eigenen Leistungsvermögens. Den nötigen Abstand gibt es nicht. Aus dem Kind muss ganz schnell ein Betreuer werden. Das darf aber nicht dazu führen, dass aus der Respektsperson „Vater/Mutter" nun ein Kind wird. Die bisherigen Familienrollen müssen beibehalten werden, der gewohnte Status hilft beiden Seiten, ihre Identität zu wahren. Sehr oft ist die Grenze des Schamgefühls auf beiden Seiten schnell erreicht. Scheuen Sie sich nicht, hier Hilfe in Anspruch zu nehmen. Andere Angehörige können leichter damit umgehen. Sie können auch Kraft tanken, wenn Sie sich alles von der Seele sprechen. Sie sehen, dass es diesen Menschen genauso geht wie Ihnen und dass sie das Gleiche durchmachen. Der Austausch hilft, einen anderen Blick und Gelassenheit zu bekommen, oder auch Anregungen für Ihre Freizeit. Es stärkt Sie, Ihr Selbstverstrauen und die Zuversicht. Sie sehen, dass Sie nicht allein sind mit Ihren Problemen und kein Einzelschicksal zu bewältigen haben. Betroffene können sich am ehesten einfühlen und haben für Ihre Situation Verständnis. Auch das bloße Zuhören hilft oft, dadurch können sich gute Tipps ergeben, und die Erfolge der anderen machen Mut. Je mehr Sie sich unterstützen lassen, desto leichter fällt Ihnen der Umgang mit dem Kranken.

Hören Sie in den Gruppen auch den Gesprächen zu, die sich mit dem Tod des Angehörigen beschäftigen, auch wenn Sie davon jetzt noch nicht betroffen sind. Denken Sie bitte jetzt nicht, ich möchte Ihnen Angst machen. Es ist lediglich ein „Darauf-vorbereitet-sein" auf diese Situation, die mit Sicherheit einmal eintritt. Es wäre gut, wenn Sie aus den Berichten der anderen Menschen lernen könnten und sich für den Fall der Fälle eine Liste für „Danach" zurechtlegen, denn die Zeit, wenn Ihr Angehöriger sterben wird, ist eine besonders schwere.

Dann geht für Sie eine lange währende Zeit des Abschiednehmens zu Ende. Sie leiden nicht nur unter Trauer und Verlust, hinzu kommt außerdem, dass Sie eine völlige Leere spüren werden. Sie wussten, dass es bis zum Tod nicht mehr lange dauert und dennoch erleben Sie es als Schock, wenn es dann wirklich passiert. Und dieser Schock muss verkraftet werden. Nehmen Sie bitte alle Gefühle, die jetzt mit dem Verlust verbunden sind, sehr ernst. Wenn es möglich ist, geben Sie an eine vertraute Person alle organisatorischen Arbeiten ab wie Formalitäten der Beerdigung, die Trauerfeier, das Verschicken von Karten usw. Schonen Sie sich jetzt besonders. Sie werden oft das Gefühl haben, sich wie im Traum zu bewegen und Sie haben wenig Interesse an Ihrer Umwelt. Sie denken, dass Sie nicht in der Lage sind, Entscheidungen zu treffen und sitzen teilnahmslos in Ihrem Sessel, haben weder Hunger noch Lust, zu reden.

Familienangehörige, Freunde, aber auch eine Angehörigengruppe können Sie unterstützen, damit es zu keinem Zusammenbruch kommt. Diese Menschen haben Zeit für Sie und können zuhören oder auch mit Ihnen schweigen. Hauptsache, Sie fühlen sich aufgehoben und getröstet. Gerade die „stumme" Zuwendung tröstet mehr als viele Wort. Es stellen sich oft Schlafstörungen, Gewichtsabnahme und Appetitlosigkeit ein, das ist ganz normal. Ihr Körper reagiert auf diesen „Ausnahmezustand". Sie werden Gemütszustände spüren, die Sie durcheinanderbringen, die ständig wechseln, von Zorn zur Freude, von der Trauer zur Wut und zu Angstgefühlen. Sie spüren eine tiefe Unruhe und Sie laufen umher. In Ihrem Kopf sind Dinge, die dem Verstorbenen noch hätten gesagt werden müssen. Diese Gefühle – auch wenn es Wut und Zorn sind – schützen Sie vor einer Depression und dürfen nicht unterdrückt werden.

Alles, was Sie bisher tun mussten, ist nun plötzlich weggefallen. In dieser Situation werden Sie die Hilfe anderer Menschen benötigen, um aus diesem Loch und der Leere wieder heraus zu kommen. Gut ist es, wenn Sie schon in einer Angehörigengruppe sind, die Familie Sie unterstützt oder Sie von einem Seelsorger betreut werden. Eines ist sicher, Sie werden im Laufe der Zeit wieder aus diesem Tief herauskommen und Ihr gewohntes Leben führen können. Es gibt nur einen Weg, das ist der Weg durch die Trauer hindurch. Auch wenn der Verlust das Herz noch schwer macht und Sie den Menschen sehr vermissen.

Trauerarbeit leisten Sie schon seit Beginn der Krankheit. Nun ist der Abschied endgültig. Nehmen Sie sich sehr viel Zeit für die Trauerarbeit. Sie setzt einen Lernprozess in Gang, Sie lernen mit dem „neuen Leben" umzugehen. Tragen Sie schwarze Kleidung, wenn Ihnen danach ist und lassen Sie sich viel Zeit für die Verarbeitung. Spüren Sie den seelischen Schmerz über den Verlust. Gute Ratschläge wie: „Du musst dich ablenken, beschäftige dich, gönne dir einmal etwas Schönes ..." helfen in Wahrheit nicht, es ist nur ein Hinausschieben. Der Schmerz wird bleiben und die Trauerarbeit ist wichtig für Ihre Seele. Suchen Sie sich einen Ort, an welchem Sie sich mit dem Verstorbenen wohlgefühlt haben, halten Sie Zwiesprache. Sie brauchen dringend diesen Platz, um trauern zu können. So gehen Sie gestärkt aus den Zwiegesprächen heraus.

Ob Sie damit umgehen können, dass es in der Wohnung noch Vieles gibt, was an den Verstorbenen erinnert oder ob Sie erst einmal alles wegräumen, das wird Ihnen Ihr Gefühl sagen. Lassen Sie sich nicht von Außenstehenden beeinflussen – nur Sie entscheiden! Alles ist richtig, wenn Sie dadurch den inneren Frieden wiederfinden. Versuchen Sie, in der ersten Zeit an Wochenenden und Feiertagen nicht allein zu sein. Es tut nicht gut, wenn Erinnerungen kommen und Sie damit allein sind. Geburtstage und andere Feiertage, die immer gemeinsam gefeiert wurden, gehören auch dazu.

Zu dem Thema Demenz und auch zu der Trauerarbeit gibt es eine ganze Reihe von Büchern, Broschüren, viele Beiträge sind im Internet zu finden, die Auskunft und Beratung bieten. Es gibt sogar Selbsthilfegruppen direkt im

Internet, z. B. Internet-Selbsthilfegruppe „AlzFor-Partner" oder „Alzheimer Gesellschaften". Sie finden dort viele Foren, denen Sie sich anschließen können, wenn Sie in Ihrer Nähe keine Selbsthilfegruppe finden. Aber auch SeelsorgerInnen haben Listen, die Sie bei Kirchen erhalten können. Ebenso bieten Wohlfahrtsorganisationen Hilfe und Unterstützung an. Niemand muss heute allein mit diesen schweren Problemen bleiben. Diese Organisationen untersützen Sie bei der Trauer, wenn der demente Angehörige gestorben ist.

Am Ende des Buches finden Sie auch eine Liste mit Internet-Adressen für Angehörigengruppen. Die „Alzheimer Angehörigen-Initiative e. V." berät in ihren Beratungsstellen. Dort können Sie mit Psychologen und Sozialarbeitern über alles sprechen, was die Krankheit betrifft. Sie bekommen in rechtlichen und finanziellen Fragen Unterstützung, auch sind Gruppen- oder Einzelgespräche möglich.

Der täglich neue Alltag mit der Krankheit – Anregungen für Pflegende und Alltagsbegleitung

Jeder Mensch ist wertvoll –
wie desorientiert er auch sein mag.
„Es gibt immer einen Grund hinter dem
Verhalten von desorientierten,
sehr alten Menschen"
Naomi Feil

Pflegekräfte vollbringen jeden Tag sehr große Leistungen in der Altenpflege. Die tägliche Überforderung macht vielen sehr zu schaffen. Nun kommt die große Zahl der dement erkrankten Menschen noch dazu – und diese Zahl wird in den nächsten Jahren weiter steigen.

Ich weiß, wie viel Sie leisten und dass Sie kaum Zeit und Ruhe für den einzelnen Menschen haben – geschweige denn für den dementen Menschen. Oft ist es so, dass Sie ohne jede Aus- und Weiterbildung in die Pflege von dementen Menschen kommen. Die Arbeit mit diesen Menschen ist – so wie ich es gesehen habe – zum Teil noch Neuland für Sie als Pflegende, denn sie unterscheidet sich ganz erheblich von der „normalen Altenpflege". Die Arbeit mit ihnen ist ein großer Schritt weg von der „normalen Pflege" zu einer neuen Art der Pflege – zugeschnitten auf demente Menschen. Ich möchte Sie ermutigen zu Bereitschaft und Offenheit zu dieser neuen Art der Altenpflege, mit Wertschätzung und Annahme des jeweiligen Menschen mit all seinen „Macken", Eigenarten und Zwängen – so wie er ist und ohne wenn und aber. Dafür werden Sie mit Arbeitszufriedenheit und viel Zuneigung der dementen Menschen belohnt. Die Arbeit wird um vieles leichter, wenn Sie sich in der Gefühlswelt der BewohnerInnen auskennen, deren Biografie zur Unterstützung immer wieder heranziehen und die Eintragungen ständig vervollständigen.

In der Generation der heute alten Menschen ist der Glaube, die Religion und der Kirchgang von großer Wichtigkeit. Die Menschen haben Bibelsprüche oder Psalme gelernt, die sie ein ganzes Leben lang begleitet haben. Viele können sogar noch den Tauf- oder Konfirmationsspruch auswendig aufsagen. Das Vorlesen aus der Bibel erzeugt ein Heimatgefühl. Sie werden sehr schnell merken, welche Bibelstellen besonders beliebt sind und immer wieder gehört werden wollen. Ebenso kennen sie viele Bräuche und viele Texte zu kirchlichen Feiertagen oder von Kinderliedern auswendig. Sie sind dankbar, wenn am Morgen, am Abend und zum Mittagessen ein Gebet gesprochen wird und Lieder gesungen werden. Der Besuch des Gottesdienstes am Sonntag mit Kerzen, Musik, den gewohnten Ritualen und der Feierlichkeit gehören zu ihrem Lebensinhalt von früher.

In diesem Teil des Buches sind Beispiele aus meiner Arbeitspraxis eingefügt. Sie haben keinen Bezug zu dem übrigen Text und sind deshalb kursiv gesetzt. Diese Beispiele sind zum Nachdenken, aber auch zum Schmunzeln, weil Ihnen das Geschilderte vielleicht bekannt vorkommen wird oder eine Anregung für Ihren Arbeitsalltag sein kann.

Beispiel 1:

Meine Erfahrung mit einer kleinen alten Dame war, dass sie im wahrsten Sinne des Wortes mit Schaum vor dem Mund auf mich reagierte, weil ich mich ihr „aufgedrängt" hatte. Ich war fremd für sie und habe mich ziemlich dicht zu ihr an den Tisch gesetzt – nach dem Motto: „Jetzt bin ich da und kümmere mich um Sie". Diese Dame war gerade aufgestanden und beim Frühstück – und sie fühlte sich durch mich gestört.

Übertragen Sie nun diese Situation auf unser „normales" Leben: Sie sind beim Frühstück, noch etwas müde und schläfrig, haben gar keine Lust auf Gespräche und wollen Ihre Ruhe und ganz gemütlich frühstücken. Ich setze mich nun neben Sie und störe. Wie reagieren Sie? Sie lehnen sich wahrscheinlich leicht böse zurück und fragen mich, was das soll. Ob Sie mich gebeten hätten, Ihnen so nahe zu kommen und was ich denn überhaupt von Ihnen will. Reagiere ich dann immer noch nicht, werden Sie wahrscheinlich böse – oder?
Im Klartext und wieder am Beispiel der alten Dame, die ja nicht mehr reden kann: Ich habe den „Inner Circle" verletzt und mich ihr aufgedrängt, bin einfach über ihre Gefühle hinweggegangen, weil ich ja alles besser weiß, und ebenso weiß, was gut für sie ist. Ich hatte nicht auf ihre Würde geachtet, sie nicht mit Respekt behandelt und nicht gefragt, ob es ihr überhaupt Recht ist, dass ich mich zu ihr setze.

Das ist der Schlüssel. Auch wenn keine Sprache mehr vorhanden ist, der demente Mensch wird Ihnen „sagen", ob ihm das, was er tut, gefällt oder nicht. Sie werden in dieser Arbeit viel über sich selbst, das Kindsein und über Mut und Demut lernen. Demut, um das Leben der Menschen wichtig zu nehmen und dafür zu sorgen, dass das „neue" Leben, die „neue Umgebung" dem entspricht, was sie gewöhnt waren, was vertraut ist und was das Gefühl der Geborgenheit gegeben hat. An Tätigkeiten von früher wird sich auch heute noch erinnert und wenn vertraute Gegenstände gezeigt werden, kommen diese Fähigkeiten wieder zutage und sie finden Anwendung. Bei Frauen ist das Stricken, Spülen, Kaffee brühen (keine Kaffeemaschine!), oder Wäsche mit Kernseife und Waschbrett waschen. Für Männer sind das Elektroartikel wie Glühbirnen, Kabel, die Werkzeugkiste mit Hammer, Schraubenzieher, Nägeln und Schrauben usw. Viele können noch mit einem Hobel oder Schnitzmesser umgehen. Schaffen Sie es, die Menschen damit zu motivieren, werden die Lebensgeister wach und die Menschen werden mit Freude bei der Arbeit sein.

Sie als Pflegekraft können Ihr Verhalten anpassen an das der Dementen – diese können es nicht mehr, da das Erinnerungsvermögen nicht mehr in der Realität ist.

Im Unterschied zu Ihrer Arbeit habe ich mit Pflege nichts zu tun. Als Alltagsbegleiterin bin ich für den täglichen Ablauf zuständig, für ein Programm und Beschäftigung. Ich sehe mich als Entlastung für Sie bei der täglichen Arbeit – nicht als Konkurrenz. Da ich mehr Zeit mit dem einzelnen Menschen verbringen kann, habe ich auch einen anderen Blick auf die Bedürfnisse und eine andere Wahrnehmung. Durch die Ruhe, die ich für den Umgang habe, kann ich mich ganz auf das Seelen- und Gefühlsleben konzentrieren und kann beobachten. Mir fällt vieles leichter auf, z. B. wie diese Menschen auf das Pflegepersonal, die Mitbewohner und die Angehörigen reagieren, wie ihre Essgewohnheiten sind, ob sie kommunikativ oder lieber allein sind.

Demente sind nicht so leicht zu händeln wie die „normalen" BewohnerInnen im Heim. Jeder Tag bringt neue Überraschungen und Herausforderungen, und was heute „richtig" war und angenommen wurde, kann morgen schon „falsch" sein. Sie werden auf Ablehnung stoßen und müssen umdenken und ein neues Konzept suchen und entwickeln. Ein ständig gültiges Rezept gibt es nicht – nur Flexibilität. Für die Arbeit mit Dementen sind Ruhe und Gelassenheit die wichtigste Voraussetzung.

Für Sie steht die Pflege und das körperliche Wohl an erster Stelle – so sind Sie ausgebildet worden. Für AlltagsbegleiterInnen steht die Seelenarbeit an erster Stelle. Wir möchten den Menschen einen „schönen" Tagesablauf anbieten, damit sie weder Lust haben, „wegzulaufen", noch darauf, sich im eigenen Zimmer zu verkriechen oder schlafend am Tisch zu sitzen und abzuschalten und ihnen so an jedem Tag mehr Leben, Lachen und Freude geben.

Schützen Sie sich vor Allgemeinerungen durch genaues Hinsehen und Beobachten, statt einen Menschen als hoffnungslos abzustempeln, weil wieder einmal etwas daneben ging. Sehen Sie den Vorfall als eine Ausnahme an, hüten Sie sich davor, ihn zu einem Regelfall zu machen und helfen Sie dem Menschen, den Missfolg zu beheben, zu vergessen und nicht als ständiges Versagen anzusehen.

Beispiel 2:

Den nächsten Fehler machte ich am selben Nachmittag, als ich dieser Dame den Teller weggenommen habe, nachdem sie drei Stunden davor gesessen und immer mal wieder davon gegessen hatte. Meiner Meinung nach war der Teller abgegessen, das Essen war lange kalt und schon sehr unappetitlich. Aber das war nicht ihre Meinung. Sie reagierte sofort mit Tönen und Schaum vor dem Mund. Ich hatte ihr wieder meine Meinung aufgedrängt und nicht gefragt, ob ich den Teller wegnehmen darf – die Achtsamkeit hat gefehlt.
Vielleicht haben Sie in Ihrer Praxis auch schon einmal etwas Ähnliches erlebt – unbeabsichtigt sind Sie über die Gefühle und Befindlichkeiten des alten Menschen hinweggegangen. Und Sie waren durch die „Geräusche oder Töne" des Gegenübers total überrascht und konnten sich gar nicht vorstellen, warum jetzt etwas nicht in Ordnung ist. Doch oft fehlt die Zeit, um darauf einzugehen oder darüber nachzudenken.

Sehen Sie bitte nach jeder Kleinigkeit, die die Persönlichkeit ausmacht. Ein nettes Lächeln oder auch ein Dankeschön am Morgen kann schon ein Auslöser dafür sein, dass sich eine vertrauensvolle Zusammenarbeit entwickelt und sich der demente Mensch „wertvoll" und „vollwertig" als Mitglied der Gesellschaft fühlt. Dieses „Neue" möchte ich an Beispielen aus der Praxis aufzeigen und Sie neugierig darauf machen, Zusammenhänge besser zu verstehen.

Für Demente sind feste Bezugspersonen sehr wichtig. Ein ständiger Wechsel im Pflegepersonal, ständig neue Gesichter überfordern und verunsichern sie. Das „Daheim-Gefühl" steht in der Liste der Dinge, die zu beachten sind, ganz oben. Diese Bezugsperson sollte jedem Menschen seinen festen Platz – an einem ruhigen Ort – anbieten, zum Ausruhen und Besinnen. Stress durch Lärm auf der Station schafft Unruhe bei allen BewohnerInnen und Sie als Bezugsperson sind diejenige, die Vertrauen und Nähe aufbauen kann und mit Respekt auf die Würde der Menschen achtet. Ist es zu laut auf der Station, wird sich die Unruhe auf alle BewohnerInnen übertragen. Sie können durch Ihre Erfahrung an dem Gesichtsausdruck Zufriedenheit oder Ärger ablesen. Ob das Schreien, die Wutausbrüche, die Beschimpfungen, die Geräusche oder die Fäuste zeigen Ausdruck von Ärger sind und gleich die Hand zum Schlag gehoben wird. Daher noch einmal: Sprechen Sie leise und in kurzen Sätzen, machen Sie keine unnötigen Geräusche, z. B. mit Geschirr. Sie werden verstanden – das weiß ich aus Erfahrung.

Beispiel 3:

Es gibt viele „Hausfrauen" im Heim. Sie sind es von früher gewohnt, sauber zu machen und aufzuräumen – Tücher falten, Essen vorbereiten (lassen Sie sich beim Gemüseputzen helfen oder die Kartoffeln schälen) – eben die typischen Arbeiten der Hausfrau. Bitte unterstützen Sie die Damen und legen Sie genügend Tücher zum Falten bereit, zum Staubwischen, zum Abwaschen des Geschirrs. Stellen Sie auch genügend „schmutziges" Geschirr zum Spülen hin. Ebenso einige Dinge, die in den Schrank geräumt werden sollen. Diese Arbeiten geben Sicherheit – sie sind vertraut und mindern die Unruhe.

Das meine ich, wenn ich sage, dass wir aufmerksam und ganz bewusst bei der Arbeit sein müssen, damit uns möglichst wenige Fehler passieren und wir immer wieder Anregungen zu einer Arbeit geben können.

In verfahrenen Situationen muss eine Analyse des Geschehens im Kreis der Kollegen stattfinden, um den Grund zu finden, warum es zu dieser Eskalation kam. Die Erkenntnis hilft, in ähnlichen Fällen schneller zu reagieren. Es geht darum, zu sehen, ob das eigene Verhalten angemessen war oder Eile und Zeitdruck Auslöser für den Vorfall und das Schreien waren. Fragen können sein: „Waren die BewohnerInnen zu lange allein und sich selbst überlassen? Wurden sie durch Einsamkeit ausgelöst? Haben sie sich gelangweilt? Gibt es Rivalitäten innerhalb der Gruppe? Herrscht Harmonie und gegenseitiges Verständnis vor? War die Ursache das Verhalten eines anderen Bewohners? War die Ursache für die Lautäußerungen das Verlangen nach Aufmerksamkeit? War es Frustration? Kam die Eskalation durch Pflegehandlungen wie Baden, Haare kämmen o. ä. zustande? Wurde die Unruhe durch eine neue Pflegekraft, durch Besucher oder andere Personen ausgelöst?" Diese Liste ist natürlich nicht vollständig und kann beliebig weitergeführt werden – bis zu einem befriedigenden Ergebnis. Schon im Anfangsstadium kann so eine ungute Situation entschärft und tiefe Verunsicherung aufgefangen werden. Damit nicht noch zusätzlich bei den Pflegenden durch Attacken, Schreie und Schläge, eine tiefe Krise ausgelöst wird, ist es wichtig, ganz gezielt nach einer Gewaltminderung zu suchen. Wie übermüdete Kinder lassen sich demente Menschen ohne viele Worte wieder beruhigen: In den Arm nehmen, streicheln oder gemeinsam singen.

Beispiel 4:

Mit einer Dame, die weglaufen wollte, weil sie sich über eine Pflegekraft sehr aufgeregt hatte, bin ich spazierengegangen, denn laufen wollte sie eh. Ich hatte lediglich gefragt, ob wir gehen wollen. Da ich den Vorfall erlebt hatte, habe ich meine Meinung – die auch keine gute war – laut gesagt und sofort wurde diese Dame wieder ruhig. Ich hatte das ausgesprochen, was sie nicht mehr sagen konnte – das tat ihr offensichtlich sehr gut. Sie streichelte mir über die Haare und lächelte.

Die Beachtung der jeweiligen Persönlichkeit ist wichtig, ohne Verallgemeinerungen wie „Alle alten Menschen sind schwerhörig" – es gilt der einzelne Mensch und seine Persönlichkeit! Wenn alles über einen Kamm geschoren wird, schleicht sich Routine ein. Wenn alle gleich behandelt werden, gehen die „Besonderheiten" des einzelnen Menschen verloren, die die Persönlichkeit ausmachen. Die Menschen merken es und reagieren auf diese Unachtsamkeit oder Fremdbestimmung äußerst böse und aggressiv.

Ich möchte Ihnen mit diesem Beitrag Denkanstöße für die Praxis geben. Auf keinen Fall möchte ich Sie belehren oder Ihre Arbeit in Frage stellen. Vielleicht denken Sie jetzt: „Ich mache die Pflege schon so viele Jahre und jetzt kommt da jemand, der gerade mal die Ausbildung hinter sich hat und mir sagen will, wo es langgeht". Stimmt – es ist die andere Sichtweise, die mich dazu veranlasst. Und Sie denken vielleicht auch: „Es hört sich gut an, was hier gesagt wird, aber die Praxis ist doch anders – demente Menschen sind sehr schwierig." Das stimmt aus meiner Sicht nicht. Sie sind eben nur anders! Es gibt das Phänomen der sich selbst erfüllenden Prophezeihung. Denken Sie, der demente Mensch kann sowieso nichts mehr und merkt auch nichts mehr, wird es sich realisieren, es erfüllt sich und das Befinden wird schlechter werden. Machen Sie aber Mut und loben auch sehr kleine Erfolge, wird sich der Demente darüber freuen und den Mut finden, sich noch mehr zuzutrauen.

Wenn Sie selbst Kinder haben, werden Sie viele Parallelen entdecken, vom Füttern, Beruhigen bis hin zum Windeln. Doch machen Sie bitte nicht den Fehler, nun auch in der Babysprache zu kommunizieren. Der Unterschied ist leider: Das Kind macht täglich Fortschritte – der demente Mensch nicht, er zieht sich in seine Welt zurück. Versetzen Sie sich als Pflegekraft in den alten Menschen hinein und lernen Sie ihn anhand seiner Lebensbiografie kennen und verstehen. Es entsteht ein neues Verständnis und Empfinden. Denken Sie immer daran, dass die Krankheit stärker ist als der Mensch.

Das nun folgende Beispiel ist nicht aus meiner Praxis. Es verdeutlicht lediglich, dass zwischen Praxis und „Theorie" oft ein großer Unterschied ist und dass es nicht unbedingt der Sprache bedarf, um einen Menschen zu verstehen.
Stellen Sie sich vor, Sie sind eine junge Mutter und gerade mit dem neugeborenen Baby aus dem Krankenhaus nach Hause gekommen. Sie legen das Baby ins Bettchen mit den Worten: „Nun lernst du mal ganz schnell sprechen, damit ich immer weiß, was du von mir willst". Oder: Sie setzen sich an einen Tisch mit vielen Büchern zur Babypflege und -erziehung und fangen an, zu lesen. Das Baby in seinem Bettchen beginnt zu weinen. Ihre Worte sind: „Sei mal schön ruhig und lass mich lesen, ich will doch keine Fehler machen bei dir. Wenn ich alles weiß und alles richtig mache, dann wird es dir bei mir sehr gut gehen".
Aber was passiert in der Realität? Das Baby sagt Ihnen mit seinem lauten Schreien ganz unmissverständlich, dass es mit Ihrem Vorhaben nicht einverstanden und dass überhaupt nichts in Ordnung ist. Es hat Hunger oder die Windel ist voll, und warten will es auf keinen Fall. Sie werden sich ganz schnell umstellen und lernen, dass alle Theorie grau ist. Nach einigen Tagen haben Sie genug Praxis und Erfahrung und Sie erkennen am Weinen des Kindes, was es will und braucht. Als Mutter können Sie das Neugeborene nonverbal verstehen, sind nicht mehr durch sein Schreien verunsichert und wissen ganz genau, was zu tun ist.

Nun übertragen Sie diese Situation auf Ihre Arbeit mit dementen Menschen. Auch hier ist Ihr Einfühlungsvermögen und Ihre Intuition gefragt. Je intensiver Sie sich mit den Menschen befassen, desto einfacher wird es mit der Verständigung. Den Menschen fehlt die Sprache, oder es ist eine ziemlich wirre Sprache. Sie möchten aber Ihre Arbeit gut machen, wollen auch nicht, dass Demente auf Sie mit Aggressionen oder sogar handgreiflich reagieren. Daher geben Sie sich Mühe, nonverbal zu kommunizieren. Oder Sie versuchen es mit einfachen, ganz kurzen Sätzen, die nur eine einzige Information enthalten.

Nehmen Sie dabei die Hand des Kranken und halten Sie – ganz freundlich – Blickkontakt. Denken Sie daran, sobald Sie selbst stressfrei kommunizieren, kommen auch keine Aggressionen gegen Sie auf. Sehr ruhige Erklärungen können jede Situation entspannen und entschärfen. Und sorgen Sie für gute Gerüche im Wohnbereich.

Vielleicht fragen Sie sich, warum ich über Babies rede, wo es sich doch um demenzkranke Erwachsene handelt. Ich möchte zeigen, dass die Sprache zum Verstehen nicht wichtig ist. Vielleicht haben Sie eine Katze oder einen Hund oder ein anderes Haustier – wie sieht es da mit der Verständnigung aus? Es ist doch problemlos, oder? Es klappt, ohne Worte. Viel Geduld ist die Basis der Kommunikation und das Erlernen der Körpersprache. Es gibt ein Verstehen jenseits der Worte. Denken Sie immer wieder an die Kinder oder Tiere.

Ohne Sprache zeigen die Menschen ganz verständlich, ob sie zufrieden sind oder nicht. Es liegt an Ihnen, diese Detektivarbeit zu leisten und die richtige Lösung zu finden. Ist es nicht der Fall, kommt sofort die Reaktion wie bei einem trotzigen Kind. Die Bandbreite der Reaktionen ist groß: Weglaufen, Schreien, Töne, Aggressionen, Schimpfen, Beleidigen, Fluchen oder Weinen. Tun Sie Ihr Bestes und lernen Sie schnell, mit der neuen Situation umzugehen. Bieten Sie z. B. Ihre Begleitung beim Laufen an, es entsteht ein Gefühl der Gemeinsamkeit und die Unsicherheit wird herabgesetzt. Fingerspitzengefühl, fachliche Kompetenz und Einfühlungsvermögen helfen, die Menschen zu verstehen, was sie wirklich meinen und was sie bewegt. Wie das kleine Kind sofort merkt, ob sein Gegenüber authentisch ist, so merkt es der demente Mensch auch sofort. Auf der Gefühlsebene verstehen diese Menschen alles und merken, ob Sie es ehrlich meinen und einfühlsam sind. Vergessen dürfen Sie aber nie, dass es sich um einen erwachsenen alten Menschen handelt, der einmal mitten im Leben stand – sein Leben gemeistert hat, der wusste, was er wollte. Das weiß er auch heute noch. Er hat Bedürfnisse, und die möchte er befriedigt wissen.

Alles, was hier aufgeführt ist, soll als Anregung verstanden werden und für die Praxis eine Unterstützung sein. Ich möchte Tipps geben, Vorschläge machen und dazu beitragen, dass demente Menschen ein würdevolles Leben haben. An erster Stelle steht, auf die Würde des Menschen achten, ihn mit Respekt behandeln, leise zu sprechen, Negativformulierungen zu vermeiden, langsame Bewegungen zu machen, Ruhe auszustrahlen und absolute Ehrlichkeit zu wahren. Gehen Sie immer von vorne auf den Kranken zu, halten Sie Blickkontakt und sprechen Sie mit ihm auf Augenhöhe. Halten Sie den Blickkontakt auch während des Gesprächs. Weicht der demente Mensch mit seinem Blick aus, fordern Sie ihn liebevoll auf, Sie wieder anzusehen. Wer den Mensch mit dem Blick verlässt, bricht auch den Kontakt zu ihm ab!

Beispiel 5:

Mitten in der Nacht steht ein Mann vollständig angezogen auf dem Flur. Auf die Frage, wohin er will, sagt er, er müsse zur Arbeit.
Zu sagen, dass es Abend ist, wird nichts nützen. Machen Sie Frühstück, fragen Sie ihn nach seiner Arbeit, seinen Kollegen und ob ihm die Arbeit gefällt. Wie lange er schon in der Firma ist ... Die Situation ist entschärft und ohne Druck und Zwang wird er später auch wieder zu Bett gehen.

Das ganze Leben von dementen Menschen spielt sich auf der Gefühls- und Kindebene ab. Sagen Sie bitte stets die Wahrheit. Seien Sie einfühlsam und leise, keine lauten Worte oder Geräusche, aber Körperkontakt. Hand auflegen, Streicheln, Massieren der Schultern. Und wenn das gut tut, ruhig mal sagen: „Jetzt fehlt nur wie ein Kätzchen zu schnurren" – und es wird geschehen, denn Schnurren geht ohne Sprache. Damit ist der erste Schritt zur Verständigung schon getan. Sie werden ein Lächeln oder sogar ein Lachen ernten. Mit der Zeit wird es Ihnen immer leichter fallen, offen und wachsam zu sein, zwischen den Zeilen zu lesen, die unausgesprochenen Worte an Gesten und Verhalten interpretieren zu lernen und zu deuten, das ist meiner Meinung nach Ihre Aufgabe für die Zukunft. Und es wird für Sie eine befriedigende Aufgabe werden. Fühlen sich demente Mensch aufgehoben und daheim, werden sie nicht weglaufen, schreien oder böse sein. Es wird keine Aggressionen gegen das Pflegepersonal geben. Wichtig ist ein Platz, wo sie zur Ruhe kommen können - ohne Lärm und Stress. Setzen Sie sich dazu, summen Sie ein bekanntes Lied oder streicheln Sie die Hände (vielleicht die Hände eincremen) – das entspannt. Und – wenn möglich – bitte keine verschlossenen Türen.

Beispiel 6:

Eine Frau läuft mitten in der Nacht aufgeregt in Hut und Mantel auf dem Flur umher. Sie ist sehr in Eile und nicht aufzuhalten, sucht die Ausgangstür, wo keine Tür ist. Sie muss schnell nach Hause, weil die Kinder aus der Schule kommen und muss das Essen für die Kinder kochen. Was tun Sie, damit sie sich nicht weiter aufregt und später dann auch wieder ins Bett geht und schläft? Fragen Sie nach den Kindern, ob Jungen oder Mädchen und ob sie sich freut, diese wieder zu sehen. Lassen Sie sich die Streiche der Kinder erzählen. Fragen Sie, was gekocht werden soll und ob Sie helfen können. Rezepte austauschen, Lieblingsrezepte aufzählen. Das Problem ist gelöst und Sie mussten nicht sagen, dass die Demente im Unrecht ist, sie gar nicht nach Hause gehen kann und dass es Nacht ist!

Es sind die kleinen Dinge, die den dementen Menschen zufrieden machen, z. B. mit den Fingern essen, auch matschen. Auch kleine Kinder lieben Fingerfood! Stellen Sie einen Teller mit Fingerfood auf den Tisch (einen Obstteller, selbstgemachte Pommes usw., alles so klein geschnitten, dass es auch ohne Zähne gegessen werden kann), damit sich jeder bedienen kann – Sie werden sich wundern, wie schnell der Teller leergegessen ist. Sie werden mit einem Lächeln belohnt und die BewohnerInnen freuen sich über diese Abwechslung.

Planen Sie das gemeinsame Kochen oder Kuchenbacken. Schon wegen des Duftes nach gutem Essen oder Kuchen im Wohnraum. Geben Sie den Menschen viel Zeit, um etwas umzusetzen, was Sie als Pflegekraft gerne von ihm haben möchten. Nehmen Sie ihm nicht die Arbeit ab, nach dem Motto: „Das dauert mir zu lange, da mache ich es lieber selbst." Der alte Mensch wird enttäuscht sein und beim nächsten Mal gar nichts mehr tun wollen. Sie nehmen ihm die Selbstständigkeit. Achtsamkeit - ein wichtiges Wort. Achtsamkeit, damit Sie nicht das, was Sie für sich als wichtig erachten, auf den dementen Menschen übertragen oder es ihm überstülpen. Vermeiden Sie es, Ihre Vorstellung vom „Leben" und die eigenen Ansprüche auf den Dementen zu übertragen. Zeigen Sie ihm nicht, wie nach Ihrer Meinung das Leben funktioniert - ohne Rücksicht auf dessen Lebensgeschichte und Biografie. Der demente Mensch wird sich verweigern.

Durch den Altersunterschied und die unterschiedlichen Biografien prallen die Vorstellungen von Pflegepersonen mit denen der alten Menschen immer wieder aufeinander, sie stehen im Widerspruch. Zwischen der Welt der heute Alten und der heute Jungen liegen tatsächlich Welten. Das führt immer wieder zu der Auseinandersetzung mit der eigenen Biografie, dem eigenen Leben und dem gelebten Leben des Kranken. Ziehen Sie Parallelen, stellen Sie Ihr Leben dem des Kranken gegenüber. Sie werden große Unterschiede feststellen und diese gilt es, bei der Betreuung im Blick zu haben. Steigen Sie in die Zeitgeschichte ein - ein Leben ohne Fernseher und Internet! Stellen Sie ihre eigene Persönlichkeit in den Hintergrund, das erleichtert die Pflege sehr. Zeigen Sie Interesse am früheren Leben jedes Dementen. Holen Sie sich Bücher, lassen Sie sich Geschichten über die Zeit von damals erzählen. Lernen Sie, Emotionen zu erspüren, die persönliche Erlebniswelt und die persönliche Sicht auf das ehemalige Leben gehören ebenfalls dazu. Für die Generation der Dementen gilt der weiße Kittel noch als Autorität und Macht. Die Menschen werden sich verbal nicht wehren gegen Übergriffe - nur weglaufen.

In der Biografie können Sie nachlesen, mit wie vielen Verlusten diese Menschen schon in ihrem Leben fertig werden mussten. Durch den Krieg starb vielleicht der Partner, die Kinder oder nahestehende Verwandte. Diese Verluste werden nicht realisiert, oft nicht verkraftet und nun – in der Demenz – in dem verwirrten Zustand, wird nach diesen Menschen gerufen oder sie haben die Hoffnung, dass diese Menschen zu Besuch kommen. Das Verleugnen der Realität hilft, in einem seelischen Gleichgewicht zu bleiben und das eigene Selbstwertgefühl zu erhalten. Aber die Verleugnung wird auch als Schutz vor dem Alleinsein benutzt. Wahnideen und Halluzinationen dienen der Kompensation für den Verlust, die Gespräche mit den „Geistern" füllen die Leere aus.

Beispiel 7:

Oft suchte die ganze Station die Brille einer Dame, sie hatte sie abgezogen und irgendwo hingelegt – wusste aber nicht mehr wohin. Das kam täglich mehrmals vor und die Aufregung war jedesmal groß. Habe ich es rechtzeitig gesehen, wie sie die Brille weglegte, konnte ich die Brille in Sicherheit bringen. An einem Nachmittag haben wir gemeinsam kleine Kinderverse vorgelesen. Diese Dame nahm mir das Buch ab und las einen 4-Zeiler fehlerfrei – ohne Brille. Wir waren alle erstaunt. Ich habe weitere, ihr unbekannte Texte (es durften aber nicht mehr als 4 Zeilen sein, sonst kam sie in den Zeilen durcheinander) gegeben und auch diese konnte sie ohne Brille und fehlerfrei lesen. Sie konnte wieder – warum auch immer – ohne Brille sehen und das war der Grund, warum sie die Brille ständig abzog. Aber wie hätte sie uns das anders und ohne Sprache sagen sollen?

Angehörige erzählen gerne von dem gemeinsamen Leben mit dem Kranken, hören Sie genau zu und machen Sie sich Notizen – auch wenn es noch so belanglos ist. Es kann später einmal wichtig werden, z. B. was waren Lieblingsgerichte, war es der Braten oder der Eintopf? Und bitte keine Experimente beim Essen, nichts Exotisches, sonst wird das Essen verweigert – denn nicht umsonst heißt es: „Was der Bauer nicht kennt, das isst er auch nicht". Die Versorgung der Familie, vielleicht sogar noch Feldarbeit standen damals auf dem Programm, aber keine Freizeitaktivitäten oder Basteln. Es wurde gestrickt, weil die Notwendigkeit dafür bestand und die Familie eingekleidet werden musste.

In „klaren" Momenten wird den Menschen bewusst, was alles nicht mehr geht. Die Unfähigkeit, einmal gekonnte Dinge heute noch tun zu können, die Desorientiertheit. Wenn sie spüren, dass sie den Anforderungen des Lebens nicht mehr gewachsen sind, gibt es viele Weinkrämpfe, aber auch Selbstmordgedanken. Die Frustration ist sehr groß über den Kontrollverlust, aber auch die Tatsache, auf Ihre Hilfe angewiesen zu sein – die eigene Selbstständigkeit verloren zu haben, lässt die Verzweiflung ins Unermessliche wachsen. Durch Angst und Unsicherheit werden Ihnen die Menschen nachlaufen, im wahrsten Sinne des Worters „an Ihrem Rockzipfel" hängen. Streicheln, ein Lächeln, und die Welt ist wieder in Ordnung. Gehen Sie bitte darauf ein, es erfordert ein tiefes Pflegeverständnis, um die Leiden und die Verzweiflung zu verstehen. Machen Sie bitte nicht den Versuch, dieses Leiden abschwächen oder wegreden zu wollen – für den Dementen ist es real. Versuchen Sie, den Menschen auf seiner Ebene zu erreichen – denn die Realität dieses Menschen ist die einzige, die zählt!

Undeutliche Äußerungen und ständige Wiederholungen können einen Sinn enthalten. Es kann die Erinnerung an einen wichtigen Termin von früher sein, der nicht vergessen werden darf, z. B. der Geburtstag eines nahestehenden Menschen, der wichtige Arzttermin oder auch die Angst, zu spät zum Gottesdienst zu kommen. Es ist auch möglich, dass der demente Mensch die

Stille nicht aushalten kann oder er drückt auf diese Weise die Suche nach Geborgenheit, Halt und Sicherheit aus. Körperkontakt und Nähe entspannen und das Gefühl der Einsamkeit lässt sich damit positiv beeinflussen. Auch das Rufen der Dementen nach den eigenen Eltern oder dem Partner drückt die Suche nach Halt aus und der Suche danach, umsorgt und getröstet zu sein, wie es früher in der Kindheit war, der Trost für alle Probleme von den Eltern kam und sie die elterliche Wärme gespürt haben. Es nützt wenig, wenn Sie erklären, dass diese schon lange tot sind – Sie werden nicht verstanden. Streicheln Sie lieber die Hand. Das Herumtragen von Puppen und Stofftieren, aber auch anderen Gegenständen wie Taschen, Tücher oder das zerknitterte Taschentuch machen diese Suche nach „Halt“ sehr deutlich.

Beispiel 8:

Ein Mann steckte alle möglichen Gegenstände, die auf dem Tisch standen, in seine Hosentaschen. Alles, was er bekommen konnte, verschwand in seiner Hosentaschen – Besteck hatte er besonders gerne und davon am liebsten die Messer. Oft war die Hose so schwer, dass sie ins Rutschen kam. Ihm die Taschen auszuleeren, wäre unmöglich gewesen – schon der Versuch, in die Taschen zu sehen, machte ihn böse und aggressiv.
Wir verpackten das Ausräumen der Taschen also als lustiges Spiel: „Nun wollen wir doch einmal sehen, was wir alles in den Taschen finden“. Das fand er sehr witzig und lachte verschmitzt. Die anderen BewohnerInnen fanden dieses Spiel ebenso interessant und es wurde dabei sehr viel gelacht. Wir konnten ohne Probleme die Taschen ausleeren. Auch dieses Spiel wurde mehrmals am Tag gespielt und wiederholte sich täglich. Mit vielem Schmunzeln und Lachen auf allen Seiten.

Ihr Einfühlungsvermögen ist gefordert, damit sich die Situation beruhigt und nicht noch weiter eskaliert. Behalten Sie immer den kranken Menschen im Blick, der im Moment absolut überfordert ist und panisch reagiert. Er braucht dringend Ihre Hilfe und kann verbal seine Nöte nicht ausdrücken. Das Schlagen ist im Augenblick das einzige Ausdrucksmittel, das ihm zur Verfügung steht. Versuchen Sie, behutsam die Wogen zu glätten, halten Sie die Hand und streicheln Sie darüber. Beobachten Sie das Verhalten genau, ob sich Gesicht und Hände entspannen, ob die Schultern sich wieder lockern usw. Solche Situationen können Sie dann im Wiederholungsfall leichter auffangen und auflösen. Der demente Mensch wird sehr dankbar sein für Ihre Hilfe und Sie werden ein sehr gutes Gefühl haben. Und wieder der Vergleich zum kleinen Kind: Schon das neugeborene Baby reagiert auf ein Lächeln und Körperkontakt. Versuchen Sie nicht, die dementen Menschen davon zu überzeugen, dass Sie im Recht sind – auch wenn es tausend Mal so ist – Sie werden scheitern und es wird sehr viel Unverständnis und Unruhe hervorrufen. Der demente Mensch ist sich der Tragweite und der Konsequenzen seines Tuns nicht bewusst. Belehrungen oder Vorwürfe werden ihn nicht erreichen – nur verunsichern und böse machen. Es ist eine andere Welt und je mehr Sie sich das immer wieder ins Bewusstsein rufen, desto einfacher wird der Umgang werden. Zuwendung ist oft das einzige Mittel, um Demente zu erreichen.

Sehr schnell erkennen Sie, ob jemand etwas nicht kann, ob es ihm nicht gut geht oder er nur „Liebe und Zuwendung" erbetteln will. Was dieser Mensch schon in der Vergangenheit nicht mochte und auch nie gerne getan hat, wird er auch heute verweigern und nicht tun. Die Dinge, die er sein ganzes Leben nicht gerne getan hat, gehen in der Demenz als erstes verloren. Was ihm wichtig war, und er gerne hatte, bleibt lange im Gedächtnis erhalten.

Wie jeder andere Mensch haben demente Menschen gute und schlechte Tage. Lassen Sie sich nicht verunsichern, wenn Sie an einem Tag gute Laune und Besserung feststellen, am anderen plötzlich nicht. Aus guten Tagen darf nicht der Schluss gezogen werden, dass der Kranke an schlechten Tagen nur spielt.

Für die Angehörigen und auch das Pflegepersonal stellt sich die Frage: „Wann wusste dieser Mensch nicht mehr weiter und hat als Ersatzhandlung diese starke Betriebsamkeit entwickelt? Ab welchem Zeitpunkt fehlte die Verbindung zum eigenen Leben und zu den Mitmenschen?" Oder wie es auch heißt: „Wann wurde der rote Faden verloren? Wann kam es zum Filmriss und zum Rückzug in die eigene Welt?" Eine ebenso wichtige Frage, die Sie nur mit sehr viel Fingerspitzengefühl beantworten können, ist, was der Kranke gerne hätte, was er sich im Heim, aber auch von Ihnen wünscht. Angehörige wissen oft, was dieser Mensch früher gerne mochte. Als Pflegekraft fällt Ihnen vielleicht bei der täglichen Pflege auf, wie Sie diesem Menschen „Gutes" tun können. Sei es ein Eis, der süße Pudding, eine kuschlige Jacke oder die warme Decke für die Beine.

Ein sehr großes Problem ist es immer wieder, wenn die dementen Menschen gebadet werden sollen. Sie wollen es oft nicht. Allein schon das Betreten des Badezimmers ist angstbesetzt. Das Rauschen des Wassers ist laut, sie sind unsicher, haben Angst, auszurutschen und zu fallen. Außerdem gab es das tägliche Bad oder die tägliche Dusche in der Generation der über 80-Jährigen nicht. Gebadet wurde nämlich nur am Samstag! Bedenken Sie das immer. Versuchen Sie nicht, die Menschen davon zu überzeugen, dass die tägliche Dusche richtig ist. Wir in den folgenden Generationen sind an die tägliche Dusche gewöhnt. Unter der Woche fand damals die Körperpflege am Waschbecken statt. Ebenso schwierig ist die Zahnpflege. Die Menschen wollen den Mund nicht aufmachen und weigern sich, die Zähne überhaupt zu putzen. Geben Sie die Zahnbürste mit Zahnpasta in die Hand, machen Sie die Putzbwegungen mit Ihrer Hand vor und lassen Sie es selbst tun, reinigen Sie nur die Prothese. Durch diese ergibt sich häufig ein neues Problem, sie wackelt oft und sitzt nicht mehr fest – warum sollen die Menschen sich plagen und vielleicht gar nicht essen, nehmen Sie die Prothese zum Essen heraus! Das ist in Ordnung.

Das Hörgerät ist ein weiterer großer Streitpunkt. Viele Ältere tragen es nicht, weil es nicht richtig eingestellt ist. Einige Hörgeräte-Spezialisten kommen mit ihren Prüfgeräten sogar in die Heime. Fragen Sie nach und lassen Sie die Geräte oft überprüfen. Fragen Sie auch die Angehörigen, welches das „gute" Ohr ist, auf dem noch besser gehört wird.

Beispiel 9:

Eine Begebenheit die mir gezeigt hat, wie gut es ist, eigene Kinder zu haben, war das Verhalten einer alten Dame. Nach dem Mittagessen war sie meist müde und wollte ins Bett. An diesem Tag gingen wir zusammen in ihr Zimmer und sie setzte sich aufs Bett. Nach einer Weile wollte ich ihr die Schuhe ausziehen, doch das war unmöglich, sie hatte die Füße hochgestellt (das tun kleine Kinder auch, wenn sie die Schuhe nicht ausziehen wollen). Auf meine Frage, ob sie nun nicht ins Bett wolle, sagte sie „Nein". Im Wohnbereich wurde erzählt und laut gelacht und sie war viel zu neugierig, um zu schlafen. Meine Antwort war: „Sag doch etwas, du musst doch nicht schlafen, wenn du nicht willst."
Nächster Tag, gleiche Situation, wir saßen auf dem Bett und sie sagte: „Ich sag's". Mit anderen Worten, sie wollte wieder nicht schlafen – nur ein wenig ausruhen. Jetzt konnte ich mein Feingefühl zeigen, um aus nur zwei Worten den ganzen Sinn der Botschaft zu erfassen und richtig zu interpretieren. Denn allein diese Worte auszusprechen, bereiteten der Dame große Mühe.

Zum Wohlfühlen gehört die Kleidung. Machen Sie bitte die Angehörigen darauf aufmerksam, dass Schuhe, Mäntel, Jacken usw. Verschlüsse haben, die der demente Mensch gut selbst öffnen und schließen kann, damit er das Anziehen allein übernehmen kann und die Selbstständigkeit und Unabhängigkeit gefördert werden. Da diese Menschen den ganzen Tag still sitzen, wird ihnen sehr schnell kalt. Lassen Sie sie die Kleidung selbst auswählen, legen Sie lediglich alles in der richtigen Reihenfolge zurecht. Halten Sie zwei Teile zum Aussuchen hin und eine Strickjacke – Sie werden geliebt werden.

Als es noch keinen Fernseher gab, war es oft üblich, am späten Nachmittag den Tag mit Liedern und Geschichten ausklingen zu lassen. Obst wurde aufgeschnitten, es wurde erzählt und gesungen. Für Demente ist das Kuscheln in eine warme Decke die reinste Freude und das Getriebensein fällt ab. Dieses „Dämmerstündchen" und das gemütliche Zusammensitzen werden sehr geliebt und sollten eine feste Einrichtung in den späten Nachmittagsstunden sein. Erzählen, eine Hand- oder Fußmassage, eventuell ein Lavendelbad für die Füße, und Singen. Selbst Menschen, die nur laufen, kommen zur Ruhe und singen mit. Trotz fehlender Sprache wird gesungen – eben in der eigenen Sprache. Alles, was hilft, um ruhiger zu werden und zu entspannen, kann hier eingesetzt werden. Abendlieder und Gedichte, Erzählungen und ein gedämpftes Licht sind sehr hilfreich. Alle Menschen dieser Generation kennen „Guten Abend, gute Nacht" oder „Der Mond ist aufgegangen". Es gibt schöne „Sandmännchen-Geschichten", die immer sehr gerne gehört werden und gut ankommen.

Bei vielen Kranken steigern sich Unruhe, Angst und Verzweiflung in den Nachmittagsstunden, aber auch die Aggressionen, gegen alles und jeden – gefolgt von lautem Weinen bis in die Nacht hinein. Der Demente weiß nicht mehr, wer er ist, noch, wo er ist oder wozu. Nachts kommt es noch einmal zu einer Steigerung durch wirre Träume, die sich wie die Realität anfühlen, sie irren orientierungslos im Haus herum. Ein kleines Nachtlicht kann schon beruhigend wirken und Sicherheit geben. Die Dunkelheit erzeugt eine Desorientierung, die zu noch größeren Angstzuständen führt. In dieser Situation wird selbst der Pflegende als Bedrohung wahrgenommen. Geben Sie Geborgenheit, um die Nacht zu überstehen und auch schlafen zu können.

Beispiel 10:

Es gibt oft Konkurrenz und Gerangel zwischen den BewohnerInnen. Bei zwei Damen war das ganz besonders ausgeprägt. Sie konnten sich nicht leiden und sahen sich immer sehr böse an. Wenn sie sich im Flur beim Spaziergang begegneten, machte keine von beiden Platz und sie gingen stur aufeinander zu. Um den eigenen Vortritt zu erreichen, wären sie auch bereit gewesen, sich zu ohrfeigen.
Entschärfen konnten wir die Situation, indem ich eine der beiden Damen in ein Gespräch verwickelte und wir auf dem Flur stehen blieben. So konnte die andere Dame ohne Schwierigkeiten und Rempeln an uns vorbei laufen und es gab keinen weiteren Streit.

Viele Klagen werden laut, es wird oft nach den Angehörigen gerufen – aber es wird auch geschimpft, wenn diese nicht da sind und auch nicht mehr kommen. Im Schreien – gerade nachts – drückt sich der Wunsch nach Aufmerksamkeit und Beachtung aus. Die Erinnerungen an die tägliche Überforderung von früher – die das Leben der Menschen sehr geprägt hat und die sich wie ein roter Faden durch das ganze Leben zieht – verursacht massive Angstzustände und Versagensängste. Es ist die Angst, dass das Tagespensum wieder nicht geschafft wurde, was damals zu Vorwürfen von Eltern oder Partner führte. Im Raum stand, täglich unfähig und zu nichts zunutze zu sein. Wie oft mögen diese Menschen Sätze gehört haben, wie: „Du taugst nichts.", „Du kannst nichts richtig machen.", „Du kannst nicht richtig arbeiten." Oder ähnliches. Das Selbstwertgefühl war und ist bei diesen Menschen ganz klein. Die tägliche Angst vor den Beschimpfungen ist sehr stark ausgeprägt. Sie benennen es mit Sätzen wie: „Ich habe noch so viel zu tun und schaffe es nicht.", „Ich habe wieder nicht alles geschafft.", „Ich muss weg.", „Ich muss arbeiten gehen." Die innere Anspannung und die Ängste aus der Vergangenheit sind deutlich sichtbar. Je weiter der Nachmittag fortgeschritten ist, desto mehr steigert sich die Unruhe, oft kommt es zu hektischen Handlungen. Es wird vermehrt gelaufen und viel geschrien, gejammert und geweint. Es ist ein Hinweis, dass ihrer Meinung nach noch viele Aufgaben an diesem Tag zu erledigen sind.

Der Druck von früher holt sie täglich wieder ein und damit das Gefühl ständiger Überforderungen. Helfen Sie diesem Menschen mit Ruhe und Besonnenheit, setzen Sie allem Negativem das Positive entgegen und geben Sie ihm das Gefühl, aufgehoben zu sein. Vermitteln Sie ihm Sicherheit und Hilfe, die er vielleicht sein ganzes Leben nicht hatte und gehen Sie auf die Ängste ein – sie sind eine täglich wiederkehrende Realität für diese Menschen. Die Kuscheldecke, ein Stofftier – das mindert die Angst. Versuchen Sie bitte nicht, diese Angst wegreden zu wollen, gehen Sie auf die Angst ein. Nehmen Sie die Leiden und die Verzweiflung ernst, sie werden durch Ihre Zuwendung abgeschwächt und der Schmerz lässt nach. Vermitteln Sie das Gefühl der Geborgenheit und dass Sie persönlich mithelfen, damit alle Arbeit bis zum Abend erledigt wird und der demente Mensch sich endlich ausruhen darf.

Da sich das Denken der dementen Menschen auf der Gefühls- und Kindebene abspielt, ist es leicht, ihre Neugierde zu wecken. Eine Kruschelkiste (mit Postkarten, Tierfotos, für Männer kann es die Werkzeugkiste sein, mit Schrauben, Zangen, Nägeln usw.) einfach auf den Tisch gestellt, und schon sind alle da und sehen nach, was es gibt. Geben Sie Ihren BewohnerInnen immer wieder Anlass zum Lachen und Neugierigsein. Auch ein „altes" Gehirn lässt sich trainieren und bewegen, mit leichten Ballspielen – den Ball von einem BewohnerInnen zum anderen kullern, neugierig machen. Wie die kleinen Kinder so sind die dementen Menschen immer sehr neugierig auf alles, was auf der Station passiert. Machen Sie Ihre BewohnerInnen also neugierig auf Bälle, Tücher, Luftballons und Kruschelkisten. So kommt es bald zu einem freudigen „Mitmachen", wenn der Demente sich angenommen fühlt, er hat wieder das Gefühl, am Leben teilzuhaben und hat einen ausgefüllten Tag.

Singen, Lachen, Erzählen, Kinderreime wecken die Menschen aus dem Dämmerschlaf und sie beteiligen sich am Leben. Einmal gekonnte Liedtexte oder Gedichte kommen wieder in die Erinnerung und alle machen mit. Ebenso ist es mit Tanzen, selbst wenn gar nichts mehr geht, einmal gelernte Tanzschritte sind im Kopf fest verankert. Hilfreich ist es, wenn Sie in einem Dialekt sprechen können. Vielleicht ist es ein Dialekt, den auch ein BewohnerInnen sprechen kann. Sehen Sie in der Biografie nach, welcher Dialekt bei den jeweiligen Menschen zu Hause gesprochen wurde.

Einige Dinge, die bei kleinen Kindern Erfolg haben, haben ihn auch bei Dementen. Eine weitere Parallele zwischen Kind und altem Menschen ist das Naschen – bei beiden sehr geliebt. Der Nachtisch steht hoch im Kurs. Er kann ein Lockmittel und Belohnung sein, wenn das Mittagessen abgelehnt wird. Wandeln sie das Ganze in ein Spiel um, wie es auch mit Kindern gemacht wird: „Ein Löffelchen für ..., ein Löffelchen für ...". Setzen Sie den Namen des dementen Menschen, Ihren eigenen Namen, aber auch Namen anderer vertrauter Personen ein. Oft wird auf diese Weise der Teller leergegessen, ohne Druck oder Zwang und als Belohnung gibt es den Nachtisch. Bei dem alten Menschen muss noch nicht einmal auf die Zähne Rücksicht genommen werden – denn die meisten haben ein Gebiss. Es erfordert einige Übung, um Sicherheit im Umgang mit Dementen zu bekommen. Mit einem liebevollen Bitten wird der demente Mensch das Essen und Trinken nicht verweigern. Oder Sie probieren es wie bei dem Kind: „Ein Löffel für die Mama, ein Löffel für den Papa ...". Nur bitte keinen Druck ausüben oder im Befehlston: „Nun essen Sie mal".

Es wird immer wieder Verdächtigungen geben, dass Sie etwas gestohlen haben, weil es nicht mehr an seinem Platz ist. Bitte keine Rechtfertigungen anbringen oder darauf eingehen. Es wird nichts bringen – gehen Sie zur Tagesordnung über und sehen Sie in einem stillen Moment nach, wo sich der vermisste Gegenstand befindet – er ist wahrscheinlich nur verräumt! Aber sagen Sie bitte nichts, wenn Sie ihn gefunden haben, er ist da und das genügt. Der Demente weiß wahrscheinlich schon gar nicht mehr, dass er etwas vermisst hatte. Geben Sie den Menschen nie das Gefühl, etwas falsch gemacht zu haben oder im Unrecht zu sein – kein Mensch macht gerne Fehler und Demente sind schon genug verunsichert. Günstiger ist es, Erfolge zu feiern, wenn etwas gut gelungen ist. Sie wissen selbst aus Ihrem eigenen Leben, wie Erfolge und Lob beflügeln können und zu einer Leistungssteigerung führen.

Sie werden erleben, dass Lebensmittel „für schlechte Zeiten" gehortet werden. Auch hier lieber still sein und die Lebensmittel wegnehmen – ohne Kommentar – bis zum nächsten Mal, und das wird kommen. Es kann die Erinnerung an die Kriegs- und Nachkriegszeit sein, als jeder Hunger hatte und es keine Lebensmittel gab. Viele haben ihr ganzes Leben lang unter diesem Drama zu leiden und horten alles, was sie bekommen können, für schlechte Zeiten.

Zum Schluss möchte ich noch zwei „Negativ-Erlebnisse" anführen, die aufzeigen sollen, was falscher und unmenschlicher Umgang mit den Kranken bedeutet.

Beispiel 1:

Eine Fußpflegerin kam zum Fußnägelschneiden auf die Station. Es störte sie nicht im geringsten, dass wir beim Mittagessen waren, sie setzte sich kaum zwei Meter von uns an den Tisch und begann, ziemlich lieblos den BewohnerInnen die Fußnägel zu schneiden.
Ohne jedes Zartgefühl wurden ihnen die Füße verbogen und sehr lieblos die Nägel geschnitten, so dass sie teilweise laut aufschrien und sich angstvoll an uns klammerten. Es erinnerte mich an die Serie mit „Ekel Alfred" aus dem Fernsehen, der am Mittagstisch seine Fußnägel schnitt – und der Familie flogen die abgeschnittenen Nägel in den Pudding.

Beispiel 2:

Eine Betreuerin wischte den Tisch mit einem Lappen ab und sah, dass eine Bewohnerin etwas Essen am Kinn hatte – sie wischte ihr mit demselben Lappen über das Gesicht.

Beides läuft unter dem Motto: „Die merken ja eh nichts mehr!" Den Rest dürfen Sie sich gerne denken.

Der Praxisleitfaden

Diese Listen habe ich nach einer für mich sinnvollen Reihenfolge sortiert. Es sind wichtige Aspekte, die in der Pflege von dementen Menschen nicht vergessen werden dürfen. Es ist hilfreich, wenn diese immer mal wieder angesehen werden und als Erinnerungsstütze für das dienen, was vielleicht zu wenig beachtet wird, aber in die Pflege einbezogen werden sollte und auch dafür, dass der Biografiebogen immer wieder in die Erinnerung rückt, vervollständigt und nachgelesen wird. Die Listen erheben nicht den Anspruch auf Vollständigkeit. Sie zeigen lediglich Wichtiges auf. Einiges, was hier jetzt noch fehlt, entwickelt sich erst im täglichen Alltag in der Praxis und kann selbstverständlich noch eingefügt werden.

Ganz oben steht die tägliche „Selbstprüfung", damit durch eine eventuell eigene Unausgeglichenheit und Unruhe die Dementen nicht noch mehr verunsichert werden. Fragen Sie sich also zu aller Erst:

- Bin ich selbst in entspannter und ruhiger Verfassung?
- Habe ich Emotionen, die sich nachteilig auf die Pflege auswirken?
- Wie kann ich diese – bevor ich mit der Arbeit beginne – loslassen?
- Wie kann ich eine Zentrierung erreichen?
- Kann ich mich heute gut in den Dementen einfühlen?

1. Die Würde des Dementen ist unantastbar

- Oberstes Gebot: Die Würde des Menschen wahren und achten.
- Respekt: Es sind alte Menschen, die ihr Leben gelebt haben, auch wenn es nun vergessen ist. Was wir, als die jüngere Generation, vielleicht als „Macke" ansehen, gehörte bei dieser Generation eventuell zum täglichen Leben – oder eben nicht (siehe z. B. die täglichen Dusche, die für uns selbstverständlich ist).
- Schutz: Bei Unachtsamkeit des Pflegepersonals, aber auch Übergriffen anderer BewohnerInnen.
- Auf der Erwachsenenebene kommunizieren: Auf keinen Fall darf der Mensch wie ein Kleinkind behandelt werden.
- Daheimgefühl: D. h. Sicherheit und Geborgenheit vermitteln – Was braucht der Mensch, um sich daheim zu fühlen (Gerüche, Geräusche usw.)?
- Geborgenheit: In den Arm nehmen, die Kuscheldecke, sanfte Musik bei Unruhe oder Angst.
- Geduld: Genug Zeit (nicht nur Sekunden) geben für eine Reaktion, und die Zeit nicht nach „unseren" Maßstäben messen.
- Keine Über- noch Unterforderung: Überforderung macht Angst und aggressiv – Unterforderung führt zu Unruhe und Rückzug.
- Flexibilität: Wird das „Freizeitprogramm" von den BewohnerInnen abgelehnt, sollte immer Ersatz vorhanden sein.
- Gelassenheit, Akzeptanz und Ruhe: Sie vermitteln Sicherheit.
- Einfühlungsvermögen: Verständnis aufbringen, auch wenn es manchmal schwer fällt.

Die Lebensqualität fördern durch:

- Wohnräume mit Rückzugsmöglichkeiten nach den Bedürfnissen der BewohnerInnen ausrichten und gestalten.
- Orientierungshilfen anbringen, z. B. das eigene Foto an der Zimmertür oder der Name in sehr großen Buchstaben.
- Helle, freundliche Zimmer mit eigenen Möbeln und Dingen ausstatten.
- Kleine Wohngruppen einrichten.
- Ausstattung: Gesellschaftsspiele, Musik und Schlager aus der Prägungszeit.
- Freiraum gewährleisten, um den Bewegungsdrang auszuleben.
- Immer fragen: „Darf ich ... den Teller wegnehmen, Mund abwischen ...?"
- Den Tag-Nacht-Rhythmus beachten – aber wenn nötig auch mitten in der Nacht einen Imbiss zubereiten.
- Feste Bezugspersonen: Neue Situationen und immer wieder neue Menschen machen dementen Menschen Angst, eine vetraute Bezugsperson kann diese Angst nehmen.
- Weder Stress noch Zeitdruck spüren lassen, sonst entstehen Angst, Unsicherheit, Unruhe, Schreien, verbale und tätliche Aggressionen, Apathie, Fluchtreaktionen.
- Wiederkehrender Tagesablauf: Feste Tagesstrukturen, einfache Regeln und feste Gewohnheiten, die Sicherheit geben.
- Rituale einführen: Das kann z. B. das Singen von Kinder- und Abendliedern, das Lesen und Aufsagen von Gedichten oder Kinderreimen sein, es können Gesellschaftsspiele, aber auch das Kochen der Lieblingsgerichte sein.

- Körpersprache beachten: Der Gesichtsausdruck und die Körperhaltung drücken sehr deutlich aus, ob der demente Mensch mit der Behandlung zufrieden ist oder nicht.

- Körperkontakt: Wird am Anfang oft abgelehnt – später aber als angenehm empfunden und immer wieder gewünscht, z. B. das Massieren von Füßen und Händen. Durch Berührungen können Erinnerungen geweckt werden.

Darauf ist besonders zu achten:

- Auf einen liebevollen, aber bestimmten Umgangston.

- Mit deutlicher, tiefer (sehr leiser) und liebevoller Stimme zu sprechen.

- Suchen Sie immer eine Möglichkeiten zur Kommunikation, in Worten, Gesten, durch Blickkontakt oder Berührungen.

- Nonverbale Kommunikation ist oft die einzige Möglichkeit, um Kontakt herzustellen.

- Anweisungen in klaren, einfachen, kurzen Sätzen zu geben, Gesagtes langsam und deutlicher umschreiben, wenn nötig: Auch hierbei die Wiederholung der Kernaussage.

- Anschuldigungen und Vorwürfe zu ignorieren.

- Lange Erklärungen vermeiden. Der Kranke wird verschachtelte Sätze, Ironie oder Sarkasmus nicht verstehen.

- Keine vagen Aussagen wie „es“, „sie“, „etwas“. Sprechen Sie klar und eindeutig, so kommt es zu keinen Missverständnissen

- Ruhige Bewegungen.

- Schlüsselreize und Schlüsselwörter.

- Spiegeln: In Haltung und Ausdruck, nicht nachäffen, nicht verspotten.
- Lebendigkeit, Lachen, Fröhlichkeit.
- Absolute Ehrlichkeit.
- Offener Blickkontakt: Sehen Sie dem Kranken stets in die Augen, wenn Sie mit ihm reden. So erreichen Sie ihn - und halten den direkten Kontakt. Bitten Sie ihn höflich, Augenkontakt mit Ihnen zu halten, wenn er diesen während des Gespräches plötzlich abbricht.
- Eigenständigkeit und Eigenverantwortlichkeit fördern und fordern.
- Ganzheitliche Pflege und Betreuung.
- Unerfüllte Bedürfnisse in den Gefühlen wahrnehmen: Was bedeutet Trauer, Wut, Angst, Freude oder Schmerz usw.?
- Wahrnehmen, was in dem Dementen vorgeht, ihn ernst nehmen und versuchen, ihn zu verstehen.
- Bei Pflegehandlungen achten Sie bitte auf die Selbstbestimmung des Kranken, oft ist es einfach nicht der richtige Zeitpunkt, weil der Tagesablauf in der Vergangenheit ein anderer war.
- Biografiearbeit und Erinnerungsarbeit fördern - durch Anschauen von Fotos der Familie und Tiere (War der Hund oder die Katze das Haustier?).
- Motivieren, um wieder am Leben teilnehmen zu wollen.
- Werden kleinere Aufgaben übertragen, stärkt dies des Selbstbewusstsein.
- Viel loben: Mit einem Lächeln oder einer Berührung zeigen, dass Sie zufrieden sind mit dem Ergebnis und die Mühe, die der Kranke sich gegeben hat, sehr wohl registrieren – das ist besser als jede Kritik.

- Den Leistungsmaßstab niedrig ansetzen.
- Welche Überlebensstrategie hatte der Mensch? Wie wurde mit Problemen in der Vergangenheit umgegangen? Hat er immer an Flucht gedacht, sich totgestellt oder hat er gekämpft, standgehalten? Denn dann tut er dies heute noch.

2. Biografiearbeit – Was das Leben über den Kranken verrät

- Wann wurde der Mensch geboren?
- Wo wurde er geboren?
- Welcher Typ „Mensch“ ist er?
- Wo hat er die Jugend verbracht?
- Herkunftsfamilie: Gefüge, Geschwister, Atmosphäre.
- Groß- oder Kleinfamilie.
- Geschwisterreihenfolge.
- Vaterprägung: Strenge, Gehorsam oder Liebe und Zuwendung.
- Mutterprägung: War die Mutter „nur“ Hausfrau oder konnten eigene Interessen ausgelebt werden?
- Bei Frauen: Durften sie weiterführende Schulen besuchen, einen Beruf ergreifen oder waren sie nur im Haushalt?
- Wer und was waren die Großeltern?
- Wie war das Verhältnis zu ihnen?
- Lebenslauf.
- Religion und Glaube.
- Kirchgang am Sonntag.
- Stammbaum.

- Fragen zur Vergangenheit (Rückblick).
- Beruf.
- Schicht, Milieu.
- Was fehlt dem Menschen heute, um sich wohl zu fühlen?
- Langsames oder schnelles Essen: Viel/wenig essen?
- Lieblingsgerichte.
- Lieblingsmusik.
- Lieblingsfilme.
- Schlaf: Viel oder wenig, Mittagsschlaf, früh oder spät?
- Einblick in die Prägungszeit (1900 bis 1940).
- Normalität: Was ist und war „normal" für den Menschen, z. B. kaum Freizeit, dafür viel Arbeit?
- Lebenstraum: Erfüllt/nicht erfüllt?
- Hobbies.
- Emotionale Ereignisse: Die besonders schön waren (Hochzeit, Geburt des Kindes ...) oder besonders schlimm (Krieg und Kriegserlebnisse, Gefangenschaft, Hunger, Vergewaltigung, Angst, Entbehrungen ...).
- Eigene Ehe.
- Eigene Kinder.
- Lebensschicksale.

- Welche Regeln und Werte haben in der Familie gegolten? (Pflichterfüllung, Pünktlichkeit, Fleiß, Sparsamkeit, Kampf für das Vaterland, Kameradschaft, Leistungen ...)?
- Wie war das normale Leben (viel Arbeit, wenig Freizeit, Gehorsam ...)?
- Gab es Raum für ein eigenes Leben, für eigene Wünsche?
- Lebenszerstörende Triebe (Todestrieb).
- Ersatzhandlungen (z. B. Schreien statt Streiten zum Abbau von Aggressionen).
- Copings: Welche Bewältigungsstrategien benutzt der Mensch? Streiten oder Weinen, Aggressionen oder Rückzug, Risikofreudigkeit oder Flucht?

3. Singspiele und Gymnastikübungen

Hier eine kleine Auswahl und Anregung. Natürlich gibt es noch viele andere Bewegungenspiele und vielleicht kennen Sie einige, die passen könnten. Eine Vielzahl ist im Internet zu finden.

Ich habe für mich eine Mappe, in der Reihenfolge der Beliebtheit bei den BewohnerInnen, zusammengestellt. Leider sind die Märchen der Gebrüder Grimm, die ich im Internet gefunden habe, nicht in der Originalversion abgefasst. Sie sind teilweise sehr verfälscht und stimmen mit dem Original nicht überein - das wurde von den BewohnerInnen sehr wohl bemerkt und sie wollten die Märchen nicht mehr hören! Sie sehen, das Verstehen und das Erinnern ist da und ebenso die Reaktion auf eine falsche Interpretation.

Spaß machen BewohnerInnen Kinderspiele mit Bewegung. Viele kennen die Spiele von früher - von den eigenen Kindern oder aus der eigenen Jugend - und sie machen mit viel Freude und viel Gelächter mit.

Die Mobilität und Beweglichkeit von Armen und Beinen ist durch das viele Sitzen sehr eingeschränkt. Viele BewohnerInnen frieren leicht wegen ihrer Untätigkeit. Dies sind kleine Übungen, die die Muskeln lockern und das Wärmegefühl steigern.

Alle Vögel fliegen hoch

Anleitung: Mit den Händen leicht auf den Tisch klopfen und Vogelnamen nennen. Die Arme hochheben bei jedem Vogelnamen - aber es werden auch Tiere genannt, die nicht fliegen können, da bleiben die Arme natürlich unten! Dazu kann mit den Füßen gestampft werden, um sie warm zu halten.

Himpelchen und Pimpelchen

Anleitung: Die Hände zu Fäusten ballen und die Daumen hochstrecken. Nach Anweisung – sie steht unter dem jeweiligen Satz – bewegen:

1. Strophe

Himpelchen und Pimpelchen stiegen auf einen Berg,
(Fäuste mit hochgestreckten Daumen steigen hoch.)

Himpelchen war ein Heinzelmann,
(Linker Daumen wackelt.)

Pimpelchen ein Zwerg.
(Rechter Daumen wackelt.)

Sie blieben lange dort oben sitzen
(Daumen abwinkeln.)

und wackelten mit ihren Zipfelmützen.
(Beide Daumen wackeln.)

Doch nach dreiunddreißig Wochen
sind sie in den Berg gekrochen.
(Daumen verschwinden in den Fäusten.)

Da schlafen sie in guter Ruh.
Seid mal still und hört gut zu!
(Leise Schnarchgeräusche machen.)

2. Strophe

Und als sie wieder aufgewacht, da haben sie ganz laut gelacht.
(Alle lachen laut.)

Himpelchen sprach: Ich bau mir ein Haus

(Hausdach mit den Händen formen.)

Pimpelchen sprach: Und ich schaue hinaus

(Hand als Ausschau über Augen anlegen.)

Himpelchen sprach: Mein Häuschen ist krumm! Ist das aber dumm!

(Mit einem Fuß aufstampfen.)

Pimpelchen sprach: Dein Haus ist nicht gerade, das ist aber schade.

(Bedauernd in die Hände klatschen.)

Da kam ein großer Pustewind, und blies das Häuschen fort geschwind.

(Zwischen den Händen starke Windgeräusche machen.)

Da kam der liebe Sonnenschein und macht das Häuschen wieder fein.

(Hände machen erst ein schräges Hausdach, das dann aufgerichtet wird.)

Das ist der Daumen ...

Anleitung: Beginnend mit dem Daumen, werden die Finger nach und nach angetippt, gestreichelt, aufgerichtet oder leicht gezogen. Gut für die Beweglichkeit.

Das ist der Daumen,
der schüttelt die Pflaumen,
der hebt sie auf,
der trägt sie nach Haus,
und der Kleine isst sie alle auf!
Der ist ins Wasser gefallen,
der hat ihn rausgezogen,
der hat ihn ins Bett gelegt,
der hat ihn zugedeckt,
und der Kleine hat ihn wieder aufgeweckt!

Das dicke Babettchen

Das ist das dicke Babettchen, das will nie ins Bettchen.

(Mit dem Daumen wackeln.)

Das ist die Elfriede, die ist auch nie müde.

(Mit dem Zeigefinger wackeln.)

Das ist der lange Klaus, der muss noch mal raus.

(Mit dem Mittelfinger wackeln.)

Der Peter unterdessen, der muss noch was essen.

(Mit dem Ringfinger wackeln.)

Nur unser Kleiner lieb und nett, nimmt Teddy ans Beinchen, und geht ins Bett.

(Mit dem kleinen Finger wackeln und ihn in der Faust verstecken.)

Tierreim

Anleitung: Ab „Tierlein, Tierlein ..." wandern die Finger über die Arme zur Achselhöhle und werden dort bei „Es wird bald finster sein" versteckt!

Alle meine Fingerlein wollen heute Tiere sein

(Mit allen Fingern in der Luft wackeln.)

Dieser Daumen ist das Schwein,

dick und fett und ganz allein.

Zeigefinger ist die braune Kuh,

die schreit immer „Muh, muh, muh".

Mittelfinger ist das stolze Pferd,

von dem Reiter wohl geehrt.

Ringfinger ist der Ziegenbock

mit dem langen Zottelrock.
Und das kleine Fingerlein,
das soll unser Lämmlein sein.
Tierlein, Tierlein im Galopp
laufen alle hopp, hopp, hopp,
laufen in den Stall hinein,
denn es wird bald finster sein.

Die Schnecke

Anleitung:
Rechte Hand zur Faust ballen, Zeige- und Mittelfinger ausstrecken = Fühler; linke Hand zur Faust ballen und auf die rechte Hand auflegen = Schneckenhaus.

Schnecke geht spazieren heut'
das schöne (feuchte, kühle) Wetter macht ihr Freud'.
Sie hat die Fühler ausgestreckt,
doch ach – jetzt hat sie mich entdeckt!
Sie zieht vor Angst die Fühler ein
und kriecht ins Schneckenhaus hinein.

Leichte Übungen für Arme, Beine und Rücken

- Einen leichten Ball von BewohnerIn zu BewohnerIn über den Tisch rollen.
- Mit Tüchern winken.
- Fest mit dem Fuß auftreten, strampeln.
- Den Ball mit dem Fuß rollen.

- Sitzend: Füße fest auf den Boden aufsetzen. Abwechselnd die Fußspitzen und Fersen anheben („Hacke-Spitze") – Alternative: Die Füße kreisen lassen.
- Sitzend: Beide Füße auf den Boden aufsetzen. Knie und Fuß einer Körperseite bewegen, sich abwechselnd nach links bzw. rechts außen (Scherenbewegung), Arme auf der jeweils entgegengesetzten Körperseite ablegen.
- Aufrecht sitzend: Beide Hände krabbeln über die Beine Richtung Füße; Seite wechseln.

Übungen für Kreislauf und Durchblutung, verspannte Muskeln, schmerzende Rücken, steife Gelenke

- Muskelpumpe: Füsse flach auf den Boden stellen. Abwechselnd Ferse und Zehen heben – wieder auf den Boden drücken (Anregung der Wadenmuskulatur, das abgesackte Blut wird wieder nach oben gepumpt).
- Zehenheber: Fersen auf den Boden aufsetzen, die Zehen so hoch wie möglich vom Boden abheben. Öfter am Tag wiederholen.
- Fuß-Kreisel: Füße anheben, leichte kreisende Bewegung aus dem Sprunggelenk heraus durchführen (gut für die Gelenke).
- Hoch das Knie: Abwechselnd das linke und das rechte Knie in Richtung Nase heben (lockert die Hüftgelenke und -muskeln, gut für den Lendenwirbelbereich).
- Rückendrücken: Aufrecht sitzend mit entspannten Schultern die Bauchmuskeln anspannen. Den Rücken mit dem Bauch so weit wie möglich gegen die Rückenlehne drücken. Dann den Bauch so weit wie möglich herausstrecken (Hält die Lendenwirbelsäule beweglich).

Ein Blick in das psychobiographische Pflegemodell nach Prof. Erwin Böhm

Heute wird der Mensch
älter als seine Seele,
seine Gefühlsseele
verkraftet.
Erwin Böhm

Zum Schluss möchte ich einen kleinen Einblick in das ganzheitliche psychobiografische Pflegemodell nach Prof. Erwin Böhm* geben. Es ist ein ganzheitliches, praxisnahes Konzept und fördert ein tiefes Verständnis für demente Menschen.

Ich wünsche mir, dass Sie dies als Anregung für Ihre Praxis übernehmen. Dass Sie den Mut haben, neue Wege in der Pflege zu gehen, weg von der „normalen" Altenpflege zur Dementenpflege. Ich wünsche mir, dass Sie die Gelassenheit haben, damit zu leben, dass nichts planbar ist und jeder Tag neue Überraschungen mit sich bringen kann.

Eine sehr wichtige Voraussetzung ist Toleranz, z. B. auch einmal Teller und Tassen auf dem Tisch stehen zu lassen und zuzusehen, wenn die

---

** geb. 1940, 1963 Examen als Krankenpfleger, dann eine Reihe von Zusatzausbildungen. Prof. Erwin Böhm begründete eine „Böhm-Lehrervereinigung, das heutige ENPP („Europäisches Netzwerk für Psychobiographische Pflegeforschung") und ist Präsident des ENPP, ein europaweit aktives fachliches Netzwerk mit Sitz in Luxemburg. Es dient zur Förderung, wissenschaftlichen Weiterentwicklung und didaktischen Vermittlung der psychobiographischen Pflegetheorie nach Prof. Böhm. Im Netzwerk findet ein fachlicher Austausch statt, der Praxisforschung und die Integration von allen praxisrelevanten Erkenntnissen fördert, sofern letztere einer psychobiographischen und rehabilitationsfördernden Grundphilosophie nicht widersprechen.*

BewohnerInnen statt mit Besteck mit den Händen essen, dass gekleckert werden darf bei dem Versuch, wieder allein zu essen und zu trinken. Es gibt auf jeder Station jede Menge „Kittelschürzen", und gute Waschmaschinen gibt es auch.

Gehen Sie mit der nötigen Offenheit auf die Bedürfnisse jedes einzelnen Bewohners ein. Große Achtsamkeit ist auf Grenzüberschreitungen zu richten, damit nicht der eigene Lebensentwurf und damit das eigene Leben den Bewohnern übergestülpt wird. Es ist eine andere Generation, mit anderen Werten und Maßstäben, darauf ist der Blick zu richten.

Das Konzept von Prof. Böhm ist für die Pflege dementer Menschen sehr wichtig und hilfreich. Allen in der Pflege Tätigen seien seine Bücher und Kurse empfohlen. Sie erleichtern den Umgang mit dementen Menschen, geben Denkanstöße, aus denen ein Umdenken in der Pflege folgen kann. Für Demente ist das Leben nicht mehr „normal" und nicht mit unseren Maßstäben zu messen.

Mein angestrebtes Ziel für den dementen Menschen ist der verständnisvolle und liebevolle Umgang und für das Pflegepersonal ein hohes Maß an Arbeitszufriedenheit. Das Konzept von Prof. Böhm gibt Ihnen die Möglichkeit, demente Menschen kennen zu lernen und es gibt die Sicherheit, dass Sie die Bedürfnisse nicht mehr „erraten", sondern „wissen", was dieser Mensch jetzt gerade braucht und möchte. Ein nonverbales Verstehen kann so auf beiden Seiten entstehen.

Prof. Böhm gilt als Pionier des ganzheitlichen Pflegesystems und als einer der bedeutendsten österreichischen Pflegeforscher. Er ist Begründer der psychobiographischen Pflegetheorie und der sich daraus ergebenden „re-aktivierenden und symptomspezifischen Pflege" und gründete die heute weit verbreitete „Übergangspflege“ im geriatrischen und psychogeriatrischen Bereich.

Seiner Meinung und Erfahrung nach ist nicht der chronologische Lebenslauf wichtig bei der Einstufung, sondern der Schlüssel ist die Biografiearbeit. Die Psychobiografie, die Prägung durch die ersten 25 Lebensjahre. Diese Lebenszeit beeinflusst das Verhalten und die Gefühlswelt aller Menschen noch heute. Prof. Böhm nennt es das „Altgedächtnis“ und sagt, dass alle Menschen entsprechend der „geformten Welt“ dieser Jahre denken und handeln. Bei dem Umzug in das Heim wird das Altgedächtnis wieder aktiviert. Zuerst bauen die Menschen weiter ab, da alles Vertraute nicht mehr vorhanden ist und sie sich nicht mehr auskennen. Es muss die „Wiederbelebung“ sofort erfolgen, mit Anreizen aus dem früheren Leben und über die früheren Prägungen.

Für ihn steht an erster Stelle die Biografiearbeit, d. h. die Seelenarbeit und ein tiefes Verständnis für demente Menschen, die heute als 80- bis 90-Jährige im Heim leben. Sie fühlen sich im Hier und Jetzt nicht mehr zu Hause und ihre Seele zieht sich immer mehr aus dem Leben zurück. Sie haben keine Aufgaben mehr und fühlen sich nutzlos. Prof. Böhm nennt das Modell auch „Seelenpflegemodell“, d. h. die Zeitebene der Pflegekräfte und die der Dementen werden zusammengeführt. Die Pflegekräfte entwickeln ein „pflegerisches Auge“.

Nach den Erkenntnissen von Prof. Böhm liegt die Ursache für Demenz nicht vorrangig in organischen Defekten, sondern sie sind seelisch bedingt. Im Alter sei die Welt wieder mehr von Kindheitserinnerungen geprägt – die dort erlernten Lebensbewältigungsstrategien sind für ihn der Schlüssel im Umgang mit dem verwirrten Menschen. Diese Verhaltensmuster dienen dem besseren Verständnis und helfen, die Gewohnheiten und Lebensweisen im täglichen Leben einzugliedern und anzuwenden.

1. Begriffsklärungen und Definitionen

Zum besseren Verständnis seiner Pflegephilosophie und -theorie hier einige Definitionen der von Prof. Böhm verwendeten Begriffe und seiner sieben Erreichbarkeitsstufen (die Liste ist nicht alphabetisch sortiert):

Psychobiografie: Die individuelle „seelische" Lebensgeschichte eines Menschen, der Lebensweg, den die Seele gegangen ist und sie geprägt hat.

Biografie: Gebräuche, Lebensbeschreibung eines Menschen.

Prägung oder Prägungszeit: Die ersten 20–25 Lebensjahre, die den Charakter eines Menschen „prägen", seine psychobiologische Normalität und Identität und der Umgang mit Problemen, aber auch seine Ersatzhandlungen und Lebenslügen. Was war in der Prägungszeit des alten Menschen normal (z. B. viel Arbeit, wenig Freizeit, Gehorsam), durch wen wurde er geprägt (Vater oder Mutter)? Ein Mensch, der z. B. sein ganzes Leben daran gewöhnt war, nur einmal pro Woche zu baden, kann nicht verstehen, warum er nun im Alter jeden Tag duschen soll.

Copings: (engl.: to cope with = „bewältigen", „überwinden") Die menschliche Antwort auf Stress und belastende Situationen. Mit einer Situation fertig werden, erlernte Lebensbewältigungsstrategien, Verhaltensmuster, Verhaltensrituale, der frühere Umgang mit „Problemen", bestimmte Reaktionsmuster, z. B. Streiten gegenüber Weinen. Der Umgang mit bedeutsam und schwierig empfundenen Lebensereignissen oder einer Lebensphase (Wie wurden diese Anforderungen gemeistert?) Aber auch: War es möglich, diese Anforderungen zu vermeiden? Welches Verhalten wurde in belastenden Situation eingesetzt? Rivalitätskonflikte innerhalb der Familie, die Familie als „Minikriegsschauplatz". Und: Ehrgeiz, Angst, Mut, Hypochonder, Pessimist oder Optimist.

Daheim-Gefühl: Was braucht der Mensch, um sich „Daheim zu fühlen"? Was hat in der Prägungszeit sein Daheim-Gefühl ausgemacht (z. B. bestimmte Rituale, Gerüche oder Geräusche)? Gab die Mutter Nestwärme, war der Vater der Beschützer in der Not? Das Augenmerk liegt darauf, dass der Mensch wieder Sicherheit empfindet.

Stories: Geschichten, die das Leben des alten Menschen beschreiben und die sein Leben ausmachen, die Erinnerung. Diese wirken bis ins „Hier und Jetzt".

Validation: Methode, um mit alten, an Demenz erkrankten Menschen zu kommunizieren. Hilft, Stress abzubauen.

Re-Aktivierung: Wiederbelebung des alten Menschen, die Förderung seiner Ressourcen und die Anerkennung seiner psychobiologisch gewachsenen Identität.

Thymopsyche: Die Welt der Gefühle, individuelle Biografie, betrifft das Seelenleben und zwar den Teil der Seele, der überwiegend mit Gefühlen zu tun hat. Die Rückkehr ins Gefühlsleben und zu den Kindheitserfahrungen und Daseinsbewältigungsstrukturen (Gefühlsausbrüche, Triebe, Stimmungen, Befindlichkeiten, Affekt, Affizierbarkeit, Antrieb, Psychomotorik, Biorhythmus, aber auch Schlaf, Wachheit, Menstruation).

Noopsyche: „Gegenpol" zur Thymopsyche. Die Welt der Dinge, Urteilsvermögen, Intellekt, Denken, rationaler und kognitiver Anteil der Psyche, alle Gedächtnisleistungen, Denken und Sprache. Bewusstsein, Orientierung, Wahrnehmung, Intelligenz, Auffassung, Aufmerksamkeit, Konzentration.

Aktivierende Pflege: Eigenständigkeit, Eigenverantwortlichkeit soll erhalten oder wieder aktiviert und gefördert werden. Erkennen der Ressourcen. Den Dementen soll nichts abgenommen werden, was sie selbst noch tun können, soweit kein geistiger Abbau da ist.

Reaktivierende Pflege: Geistiger Abbau ist vorhanden, das kognitive Denken ist eingeschränkt. Die Wiederbelebung der Altersseele. Anreize zum „Selber-Tun" geben. Vergessene Fähigkeiten wiederbeleben. Den Dementen auf der Gefühlsebene ansprechen.

Grundtypenzuordnung: War der alte Mensch früher eher nach außen orientiert und laut (sympathikotoner Typ) oder wollte er Ruhe und zog sich zurück (parasympathikotoner Typ)? War er ein Alpha-Typ (Entscheider – wollte Macht) oder Omega-Typ (nicht auffallen und keine Entscheidungen treffen)?

Regression: Zurückfallen in eine frühere Entwicklungsstufe.

Über-Ich-Normen: Welche Regeln und Werte haben für den alten Menschen in der Prägungszeit gegolten (z. B. Sparsamkeit, Fleiß, Pünktlichkeit, Gehorsam gegenüber „Autoritätspersonen")?

Ich-Identität: Das „Wichtig-Sein", die eigene Persönlichkeit (leiblich-seelisch-geistige Einheit). Wann hat sich der alte Mensch wichtig gefühlt (Hat er bei einem Streit die Oberhand behalten?)? Futterneid, Arbeitstrieb, Bauernschläue, Sucht.

Impulse: Klärung von Problemen und deren Ursachen, Suchen nach Lösungen, um den alten Menschen stabil auf seiner aktuellen Interaktionsstufe zu halten oder ihn auf die nächst höhere Stufe zu reaktivieren.

Triebe und Ersatzhandlungen: Lebenserhaltende Triebe (Sexualität, Nahrung, Aggression) und lebenszerstörende Triebe (Todestrieb). Der alte Mensch sucht eine Ersatzhandlung, wenn er einen dieser Triebe nicht mehr ausleben kann (z. B. Schreien statt Streiten, um Aggressionen auszuleben). Was fehlt dem alten Mensch heute? Was ist anders als früher? Was hindert ihn daran, sein Leben so normal wie möglich zu gestalten?

Life-Events: Positive oder negative Erlebnisse im Leben eines Menschen, insbesondere in der Entwicklungsgeschichte.

Identifikationsmuster: Wer hat den alten Mensch besonders geprägt (z. B. Vater, Mutter, Freunde)? Welche Bedürfnisse in der Prägungszeit waren wichtig? Welche Bedürfnisse sind offen geblieben (z. B. Liebe, Zuwendung oder Aufmerksamkeit)?

„Was erregt?": Was mochte der Mensch früher gerne und was nicht (z. B. Tanzen, Musik, Alkohol, Flirten)?

Normalitätsprinzip: Herkunftsort, prägende Ereignisse, emotionale Prägung, familiäre Verhältnisse, Sozialisation.

2. Ursachenforschung – Die Basis für gute Pflegearbeit

1. Dekompensation der thymopsychischen Biografie – Grundelemente

Es ist der Verlust der Fähigkeit, Defizite auszugleichen oder zu kompensieren. Die Unausgeglichenheit, Entgleisung, aus dem seelischen Gleichgewicht kommen. Das „Für-sich-sorgen-können“ geht verloren, das Alltagsleben überfordert. Durch die ständige Angst und Hilflosigkeit kommt es immer wieder zu Aggressionen oder Anschuldigungen (soweit die Sprache noch da ist) an die Betreuenden.

- die ganz persönlichen Ersatzhandlungen und Lebenslügen
- Emotionale Prägungen
- Zeitgeistphänomene, erlerntes Normalitätsprinzip
- daraus resultierende Coping-Formen

2. Late-Life-Crisis

Sie beschreibt eine im Alter, meist durch einen Auslöser bedingte Anpassungskrise. Sie führt zu einem Entfremdungsgefühl und damit zu einer Gefühlsdysregulation, daraus resultieren Verhaltensauffälligkeiten. Auf Dauer entsteht ein Lebensqualitätsverlust und eine Entsinnlichung des Ich’s.

3. Das Umkehrphänomen

Die sogenannte Cerebrale Dekompensation (Somatisch: das, was sich auf den Körper bezieht; körperlich oder psychogen): Die Entstehung eines Krankheitsbildes bzw. eines bestimmten Symptoms durch einen die Psyche bedingten Auslöser. Wird das Symptom nicht therapiert, greift der Mensch auf seine ersten 25. Lebensjahre und dort erlernte Daseinsbewältigungsstrukturen und Verhaltensrituale zurück. Der Mensch entspricht nicht mehr dem Zeitgeist und wird in der Pflege als „unangepasst" beschrieben.

Emotionale Erreichbarkeit

Durch das „Psychobiografische Pflegemodell" ergibt sich für alle Beteiligten eine deutliche Verbesserung.

- Reaktivierung bei Destruktionstrieb oder Rückzug
- Symptomlinderung ohne Einsatz von Psychopharmaka
- Erhöhung des Selbstwertgefühls
- Verbesserung der Pflegequalität durch „seelische Pflege"
- deutliche Erhöhung der Arbeitszufriedenheit der MitarbeiterInnen
- Senkung der Krankenstände der MitarbeiterInnen

3. Die sieben Erreichbarkeitsstufen

Durch diese Erreichbarkeitsstufen ist es möglich, alle Pflegemodelle und Konzepte in das Modell von Prof. Böhm zu integrieren.

Stufe 1: „Sozialstation" (Erwachsenenalter)

Die regionale Geschichtsprägung. Wichtig für das Pflegepersonal ist es, über das Leben von „Damals" Bescheid zu wissen. Das Daheim-Gefühl wird hier geprägt. Ein normales Gespräch (evtl. langsam gesprochen) ist mit dem alten Menschen möglich, er ist kognitiv erreichbar. Dieses Gespräch ist die Grundlage, um den Dementen besser zu verstehen und reaktivierend eingreifen zu können. Er kann sich durch „Lebenslanges Lernen" den Normen in der Gesellschaft anpassen. Prägung durch Milieu, Familie, Schule, Beruf, Freunde, Kollegen. Laut Prof. Böhm handelt es sich hier um einen biologischen Abbau, um den physiologischen Alterungsprozess.
Auf dieser Stufe kommt es vor, dass der Demente sich völlig „normal" verhält. Kommen aber Anforderungen auf ihn zu, die er nicht bewältigen kann, kommen die alten – ehemals erlernten – Gewohnheiten durch und er verhält sich wie damals. Das Pflegepersonal darf sich nicht irritieren lassen und kann ihm und sich helfen, wenn es die Biografie genau kennt.

Stufe 2: „Mutterwitz"
(12-25 Lebensjahr – Entwicklungsstufe des Jugendlichen)

Mutterwitz ist „Volkstum". Reden, „wie einem der Schnabel gewachsen ist". Die kognitive Leistung des alten Menschen hat schon etwas nachgelassen, er befindet sich aber immer noch im Erwachsenenalter, ist noch immer über ein Gespräch erreichbar und wird mit Humor reagieren, z. B. humorvolles

Augenzwinkern, evtl. derbe Sprache, Dialekt. Auch hier handelt es sich noch um den physiologischen Abbau.

Stufe 3: „Seelische und soziale Grundbedürfnisse" (Lebensalter etwa 12-16 Jahre – Pubertät)

Auf dieser Stufe hat der Mensch viele Fähigkeiten und Gewohnheiten aus seinem Erwachsenenleben abgelegt. Er zeigt Verhaltensauffälligkeiten und erste kognitive Einbußen. Die Bedürfnisse des Menschen müssen erkannt und befriedigt werden – aber es darf keine Überforderungen geben, weder geistig noch körperlich. Er ist nicht mehr über die Noopsyche erreichbar und fordert vernachlässigte Grundbedürfnisse (z. B. Aufmerksamkeit, Zuneigung) aus seiner Kindheit ein (z. B. durch Schreien oder Aggressivität). Ab dieser Stufe beginnt der pathologische Abbau und die Notwendigkeit der Reaktivierung. Hier findet sich alles, von der Naschkatze bis zum Liebesbettler – alle Bedürfnisse, die einmal da waren und noch immer vorhanden sind. Werden diese nicht befriedigt, kann es zu einer Verschlechterung, eventuell mit Verwirrtheit kommen.

Stufe 4: „Prägungen" (Lebensalter etwa 6-12 Jahre)

Es herrschen erlernte, sich wiederholende, eingespielte Verhaltensweisen vor. Rituale, die Sicherheit geben. Verhaltensnormen, z. B. das Tischgebet vor dem Essen, Respekt gegenüber älteren Menschen, bestimmte Sprüche, die Eigenart des Menschen und seine Macken und alles, was als Kind erlebt und erlernt wurde.

Stufe 5: „Höhere Antriebe“ (Lebensalter etwa 3-6 Jahre)

Tagträume, Phantasien, Triebe, Triebwünsche. Ausruhen und Bewegung, Streben nach Macht, Geltung, Einfluss. Um den alten Menschen auf dieser Stufe zu erreichen, muss er einen Lebenssinn haben. Der richtige Reiz muss angesprochen werden, um ihn zu aktivieren (z. B. Essen – auch mit den Händen essen, Gerüche, Musik, zu dieser Stufe gehört auch Machtausübung), das „Kindverhalten“ darf nicht überfordert werden. „Fördern durch Fordern“.

Stufe 6: „Intuition“ (Lebensalter zwischen 1-3 Jahren – Säuglings- und Kleinkindalter)

Gefühle, Märchen, Religion, religiöse Bilder, Mystik und Mythen spielen

hier eine große Rolle, Aberglaube, Intuition und Bilder. Der alte Mensch befindet sich in der Kindheit, er zieht sich gerne in die „gute, alte Zeit“ zurück, träumt von lieben Menschen und vertrauten Personen. Aber auch Flucht ist ein Zeichen, da er die Welt kognitiv nicht mehr verstehen kann. Das Pflegepersonal sollte lernen, den „Säugling“ nonverbal zu verstehen und sich in ihn hineinzuversetzen.

Stufe 7: „Urkommunikation“ (Säuglingsalter)

Die emotionale Erreichbarkeit ist gegeben, körperliche Möglichkeiten sind beschränkt. Der Mensch liegt oft in einer embryonalen Stellung im Bett und ist teilnahmslos. Das Spüren des eigenen Körpers ist auf dieser Stufe die einzige Möglichkeit, sich seines Selbst noch bewusst zu werden (z. B. durch Anfassen der Genitalien oder Spielen mit dem eigenen Kot).

4. Ziel des Pflegemodells

Das Konzept von Prof. Böhm kommt aus der Praxis. Alles, was er entwickelte, wurde von ihm sofort in der Praxis erprobt, umgesetzt und eventuell verbessert. Seine Theorie gibt den Pflegekräften eine Leitlinie und eine gemeinsame Sprache. Die Arbeit der Pflegenden wird so nachvollziehbar und transparent. Wie Prof. Böhm sagt, sollen Pflegende nicht länger der verlängerte Arm der Medizin, sondern kreativ sein und zeigen, wie wichtig die Arbeit mit Dementen ist. Es wird eine Professionalisierung der Pflege angestrebt, die ein befriedigendes Miteinander zur Folge hat.

Oberstes Ziel des psychobiographischen Pflegemodells nach Prof. Erwin Böhm ist es, die alten Menschen zu stabilisieren und zu reaktivieren, die Wiederbelebung der Altersseele. Früher war der Mensch „Daheim", und nicht im „Heim". Dieses Heimatgefühl wird im Heim wieder aktiviert durch eigene Möbel, eigene Bilder und Gegenstände, die der demente Mensch kennt, liebt und schätzt. Ebenso die Förderung der Selbstständigkeit, damit sich der Mensch „daheim" fühlen kann – dabei ist nicht vorrangig die körperliche Selbstständigkeit gemeint, sondern die Selbstständigkeit der Psyche und das „Mitentscheiden-dürfen". Neugierig sein auf das, was der Tag bringt und wieder am Leben teilnehmen wollen.

Der Auftrag an die Betreuenden ist, die Biografie zu kennen und alles in die Praxis einfließen zu lassen, was für ein ausgeglichenes Leben des Dementen nützlich ist, das bedeutet ein ständiges Umdenken in der Pflege und viel Flexibilität. Was heute richtig war, kann morgen oder auch in einer Stunde schon falsch sein. Verhaltens- und Stimmungsschwankungen gehören zum Krankenheitsbild, ebenso wie der Realitätsverlust. Wie Prof. Böhm sagt: „Die Menschen gehen sterben". Durch die Förderung und Anerkennung werden Erinnerungen wieder wachgerufen und die Teilnahme am täglichen Leben findet statt.

Es gilt, die Eigenheiten des Dementen anzunehmen und ihm gezielte Angebote zur Lebensgestaltung zu machen. So bekommt das Leben wieder die Qualität von „Alltag“, und den gilt es mit den vorhandenen Möglichkeiten zu reaktivieren, zu erhalten und zu gestalten. Der Erfolg wird sich auch darin zeigen, dass die Menschen weder weglaufen, noch Töne machen, weil das, was auf der Stationen passiert, viel zu spannend ist, um es durch Schlafen oder sich im Zimmer zu verkriechen, zu versäumen. Diese Arbeit steigert nicht nur das Wohlbefinden der Dementen, sondern auch die Arbeitszufriedenheit der Mitarbeitenden, wenn diese merken, dass Ihre Arbeit angenommen wird und Erfolg hat.

Hier einige wichtige Sätze von Prof. Böhm, die seine Denkweise aufzeigen: „Aufleben statt Aufgehoben-sein“. Oder: „Wir betreuen Menschen und nicht Betten.“ Oder: „Von den Beinen muss die Seele bewegt werden.“ „Ein Mensch, der keine Lust mehr hat zu leben, hat auch keine Lust, die Beine zu bewegen.“ „Der Mensch wird heute älter, als seine Seele verkraften kann.“ „Wenn der Geist nachlässt, nimmt das Gefühl zu.“ Diese Sätze belegen die Wichtigkeit der Seelenarbeit.

Prof. Böhm bezeichnet seine Pflegephilosophie als „Pflege mit der Hand in der Hosentasche“ – ein Begriff, der ihm nicht nur Freunde eingebracht hat und zu vielen Missverständnissen führte. Er meint damit aber nicht, dass wir die Hände in den Schoß legen sollen, um nichts zu tun (im Sinne von Nicht-Helfen), sondern den Dementen die Dinge, die er noch selbst für sich tun kann, auch machen zu lassen. Ihn – wenn es nötig ist – zu unterstützen und anzuleiten. Die Ressourcen, die der Mensch noch hat, wie z. B. sich selbst waschen, pflegen und auch wieder Hunger oder Durst spüren zu aktivieren und dafür zu sorgen, dass seine Bedürfnisse befriedigt werden.

Nehmen die Pflegekräfte ihm Tätigkeiten des täglichen Lebens ab, wird er sich lieber umsorgen lassen, um weiter die Zuwendung des Pflegepersonals zu erhalten. Er regrediert im wahrsten Sinn des Wortes, wird zum kleinen Kind, das sich von der „großen Mutter" (Krankenschwester/Pfleger) oder dem „starken Vater" (Arzt) durch seine Hilflosigkeit Zuwendung erhandelt. Verstärkt wird dies noch durch das Pflegepersonal, das die „Falle" nicht erkennt. Anstatt (re-)aktivierend auf den Menschen einzuwirken, wird er nur noch umsorgt. Prof. Böhm spricht von der „Warm-Satt-Sauber-Pflege", d. h. es werden nur die Grundbedürfnisse versorgt.

Die Aktivierung der Altersseele steht ganz oben, damit der Mensch trotz all seiner Defizite verloren gegangene Fähigkeiten wieder entdeckt und anwendet und sich auf jeden neuen Tag freut, bei Aktivitäten mitmacht, anstatt auf dem Stuhl zu sitzen und zu schlafen. Mit der Biografiearbeit im Hintergrund fällt es leichter, das Handeln und Reagieren einzuordnen, zu verstehen und mit fachlicher Kompetenz zu agieren.

Nicht der Blick auf die tägliche Pflege und die Kleidung ist ausschlaggebend, sondern der Blick auf die Seelenarbeit mit dem dementen Menschen. Ein Fleck auf der Kleidung ist ebenso unwichtig wie ein umgeworfenes Glas, bei dem Versuch wieder allein trinken zu können oder ein halbleergegessener Teller, der nicht abgeräumt werden soll, weil es der Kranke so will.

Ihre Aufgabe als Pflegende ist es, auf die „neue" Art der Pflege einzugehen, um den Dementen ein „besseres" Leben zu bieten. Für Sie bedeutet das ein hohes Maß an Arbeitszufriedenheit und große Sicherheit im Umgang mit ihnen.

Schlusswort

1. Das letzte Wort ...
... haben Sie!

Ich möchte unter www.villa-zusammenhalt.de ein Forum für Gespräche von und für Angehörige, aber natürlich auch von und für Pflegekräfte einrichten.

Es ist ein Platz für Fragen, den Austausch, für Ideen und Anregungen oder auch gemeinsame Aktivitäten. Mit Hinweisen zu interessanten Veranstaltungen und Vorträgen.

Mailanschift:
GenerationenProjekt@web.de
enern47@web.de
www.villa-zusammenhalt.de

Austauschplattform von und für Interessierte/n

Auf der Seite www.villa-zusammenhalt.de soll ein Platz für den Dialog zwischen den Beteiligten entstehen, wo Sie Ihre Probleme schildern und eventuell Hilfe von anderen Angehörigen und Pflegekräften finden können. Aber auch ein Platz für den Austausch von positiven Erlebnissen und Erfahrungen.

2. Adressen rund um das Thema »Demenz«

An dieser Stelle sind nur einige Adressen und Ansprechpartner genannt. Im Internet finden Sie viele weitere Anschriften, wenn Sie den Suchbegriff „Angehörigengruppen Demenz“ eingeben.

Adressen

Selbsthilfegruppe oder Beratungsstelle in Ihrer Nähe finden Sie unter: http://www.deutsche-alzheimer.de/index.php?id=61

Alzheimer Angehörigen-Initiative e.V. und Internet-Selbsthilfegruppe AlzFor-Partner: http://www.alzheimer-organisation.de/index.html

Deutsche Alzheimer Gesellschaft: http://www.deutsche-alzheimer.de

Deutsche Alzheimer-Gesellschaft e.V. (Kantstr. 152, 10623 Berlin, Tel. 030/ 315057-33, Fax. 315057-35; E-Mail: deutsche-alzheimer.ges@t-online.de, http://www.deutsche-alzheimer.de

Eine wichtige Anschrift für *Jugendliche* in Berlin ist:
http:www.alzheimerandyou.de
Dazu heißt es auf der Seite: „Vielleicht ist jemand in Deiner Familie oder in Deinem Bekanntenkreis an Alzheimer erkrankt. Und Du bist verunsichert und weißt nicht so recht, wie Du Dich verhalten sollst. Dann bekommst Du hier Tipps, Informationen zu Beratungsstellen und die Möglichkeit, Dich im Forum auszutauschen.
Oder Du möchtest helfen und Dich ehrenamtlich engagieren. Dann kannst Du bei uns Erfahrungsberichte von aktiven Jugendlichen lesen und erhältst einen kleinen Einblick in deren Aktivitäten.

Auch, wenn Du im Unterricht einen Vortrag zum Thema Demenz oder Alzheimer halten willst, bist Du bei uns richtig, denn hier erhältst Du viele Informationen zur Krankheit."

Für Pädagogen – Alzheimer Projekte an Schulen:

Es werden Projekte vorgestellt, z. B. „Apfelsinen in Omas Kleiderschrank", „Besuch im Anderland e. V.", Jugendprojekt Demenzkoffer „Vergissmeinnicht", die zumeist in Kooperation bzw. auf Initiative von Alzheimer Gesellschaften im Bundesgebiet durchgeführt wurden. Sie sollen Lehrerinnen und Lehrer ermutigen, Jugendliche behutsam und fachgerecht an das Thema Alzheimer heranzuführen.

Für die Vermittlung eignen sich sehr gut Unterrichtseinheiten, Projekttage und -wochen sowie Seminare. Die hier aufgeführten Beispiele geben Anregungen und zeigen, dass viele Jugendliche diesem Thema sehr offen gegenüber stehen. Die Erfahrungen belegen, dass die Kombination aus theoretischem Input und praxisnaher Anwendung sehr gut für die Vermittlung des Krankheitsbildes geeignet ist.

Alzheimer Forschung Initiative e.V., http://www.alzheimer-forschung.de

Initiative Altern in Würde, http://www.altern-in-wuerde.de

Alzheimer Ethik e.V., http://www.alzheimer-ethik.de

Alzheimer Gesellschaft München e.V., http://www.agm-online.de

Literatur- und Quellenverzeichnis

Erwin Böhm: Psychobiographisches Modell – Band 1 – Grundlagen – ISBN 978-3-85175-911-2

Erwin Böhm: Psychobiographisches Modell – Band 2 – Arbeitsbuch – ISBN 978-3-85175-912-9

Beide Bände sind erschienen im Pysch Verlag bzw. Maudrich Verlag.
ENPP-Böhm Bildungs- und Forschungs GmbH – Geschäftsführung Zentrale: Marianne Kochanski, Hildegardgasse 17, 44809 Bochum

Naomi Feil, Begründerin der Validation: „Jeder Mensch ist wertvoll – wie desorientiert er auch sein mag ...“. Validation. Ein Weg zum Verständnis verwirrter alter Menschen. Ernst Reinhardt Verlag (München) 2000. 6. Auflage. 133 Seiten. ISBN 978-3-497-01513-9

Internetlinks

Alle Vögel fliegen hoch: http://www.spielwiki.de

Das dicke Babettchen: http://www.hoppsala.de

Das ist der Daumen ...: http://www.volksliederarchiv.de/kinderspiele

Die Schnecke: http://www.parents.at

Erich Fried: http://www.erichfried.de/Was es ist.htm

Himpelchen und Pimpelchen: http://www.kidsweb.de

KurtMarti:http://alternbildung.wetpaint.compageZitate+zum+Thema+Demenz

Tierreime: http://www.hoppsala.de